常见妇产科疾病防治手册

主　编
孟昭泉　韩英杰

副主编
李　倩　张文秀　张　霞

编著者
（以姓氏笔画为序）
刘东光　米亚南　孟现伟
孟靓靓　张呈淑　徐学刚
路　芳

金盾出版社

内容提要

本书详细介绍了妇女青春期疾病、孕产期疾病、哺乳期疾病、围绝经期疾病、常见肿瘤、滋养细胞疾病、炎症性疾病及其他疾病的防治措施，包括病因、临床表现、辅助检查、生活调理、饮食调养、预防及中西医治疗方法等。该书言简意赅，条理清晰，内容全面，方法简便，实用性强，是广大妇女日常生活的常备用书，亦可供基层医务人员学习参考。

图书在版编目(CIP)数据

常见妇产科疾病防治手册/孟昭泉，韩英杰主编 .-- 北京：金盾出版社，2012.9

ISBN 978-7-5082-7564-2

Ⅰ.①常… Ⅱ.①孟…②韩… Ⅲ.①妇产科病—常见病—防治—手册 Ⅳ.①R71-62

中国版本图书馆 CIP 数据核字(2012)第 083518 号

金盾出版社出版、总发行

北京太平路 5 号(地铁万寿路站往南)

邮政编码:100036 电话:68214039 83219215

传真:68276683 网址:www.jdcbs.cn

封面印刷:北京凌奇印刷有限责任公司

正文印刷:北京军迪印刷有限责任公司

装订:兴浩装订厂

各地新华书店经销

开本:850×1168 1/32 印张:9.25 字数:198 千字

2012 年 9 月第 1 版第 1 次印刷

印数:1～8 000 册 定价:23.00 元

前　言

随着我国对卫生事业改革与发展总体目标的推进，广大群众看病难、看病贵的状况有所好转。但是，由于农村地区整体经济情况相对较差，农村妇幼患病率、致残率及病死率仍较高。有关可疑致残原因调查表明，残疾儿童有 33.5％是产前因素所致，有 13.55％是产时因素所致，有 20.46％是产后因素所致，有 32.48％原因不明。由此提示，增强围生期保健是降低儿童残疾率、患病率及妇幼病死率的重要一环。

在我国，妇女是疾病高发人群，普及疾病防治知识，关心妇女的身心健康，对提高我国人口素质和生活质量极为重要。如果广大农村妇女掌握一些常见病的中西医简易防治方法，便可及时有效地预防和治疗妇女常见疾病，这不但节省了宝贵时间，还可以做到有病早治，无病早防。在长期的临床工作中，我们经常采用中西医结合的方法治疗疾病，获得花钱少、见效快的效果。有时我们也经常指导妇女认识妇女常见病的临床表现，掌握一些简易方法，配合医生治疗，常能收到良好的疗效。为此，我们组织妇科专家，参考有关资料，依据妇女常见病特点，编写了《常见妇产科疾病防治手册》一书。全书共分八章。分别介绍青春期疾病、孕产期疾病、哺乳期疾病、围绝经期疾病、常见肿瘤、滋养细胞疾病、妇科炎症性疾病及其他疾病的防治方法，包括病因、临床表现、辅助检查、生活调理、饮食调养、预防及中西医治疗等。本书言简意赅，通俗易懂，内容全面，方法简便，实用性强，是广大妇女保健及疾病防治的必备用书，亦可供基层医务人员学习参考。由于水平所限，书中不足之处，敬请专家、同仁和广大读者赐教。

孟昭泉

目 录

第一章 青春期疾病防治

一、青春期功能失调性子宫出血 …………………………… (1)
二、痛经 ………………………………………………………… (10)
三、多囊卵巢综合征 …………………………………………… (17)
四、经前期综合征 ……………………………………………… (25)
五、高泌乳素血症 ……………………………………………… (33)

第二章 孕产期疾病防治

一、妊娠剧吐 …………………………………………………… (39)
二、习惯性流产 ………………………………………………… (44)
三、异位妊娠 …………………………………………………… (50)
四、母儿血型不合 ……………………………………………… (59)
五、胎儿生长受限 ……………………………………………… (64)
六、妊娠期高血压疾病 ………………………………………… (70)
七、妊娠合并心脏病 …………………………………………… (79)
八、妊娠合并急性病毒性肝炎 ………………………………… (84)
九、妊娠合并糖尿病 …………………………………………… (89)
十、妊娠合并贫血 ……………………………………………… (93)
十一、妊娠合并淋病 …………………………………………… (98)
十二、产后出血 ………………………………………………… (102)

十三、羊水过多 ……………………………………………… (110)
十四、羊水过少 ……………………………………………… (116)
十五、死胎 …………………………………………………… (120)

第三章　哺乳期疾病防治

一、产褥感染 ………………………………………………… (124)
二、急性乳腺炎 ……………………………………………… (132)
三、产后缺乳 ………………………………………………… (136)
四、产褥期抑郁症 …………………………………………… (140)

第四章　围绝经期疾病防治

一、围绝经期综合征 ………………………………………… (145)
二、闭经 ……………………………………………………… (151)

第五章　妇女常见肿瘤防治

一、外阴鳞状细胞癌 ………………………………………… (165)
二、宫颈癌 …………………………………………………… (169)
三、子宫肌瘤 ………………………………………………… (175)
四、子宫内膜癌 ……………………………………………… (179)

第六章　妇科炎症性疾病防治

一、外阴、阴道假丝酵母菌病……………………………… (187)
二、老年性阴道炎 …………………………………………… (191)
三、滴虫阴道炎 ……………………………………………… (195)
四、细菌性阴道炎 …………………………………………… (199)
五、外阴瘙痒 ………………………………………………… (203)
六、非特异性阴道炎 ………………………………………… (207)
七、前庭大腺炎、前庭大腺囊肿…………………………… (209)

八、慢性宫颈炎 …………………………………………… (213)
九、急性盆腔炎 …………………………………………… (217)
十、慢性盆腔炎 …………………………………………… (223)
十一、生殖器结核 ………………………………………… (229)

第七章　妇科其他疾病防治

一、不孕症 ……………………………………………… (238)
二、子宫脱垂 ……………………………………………… (248)
三、阴道前、后壁膨出……………………………………… (254)
四、子宫内膜异位症 ……………………………………… (260)

第八章　妊娠滋养细胞疾病防治

一、葡萄胎 ……………………………………………… (272)
二、侵蚀性葡萄胎 ………………………………………… (278)
三、绒癌 ………………………………………………… (282)

第一章 青春期疾病防治

一、青春期功能失调性子宫出血

子宫无器质性病变，而由性腺分泌激素功能失调引起的月经过多或淋漓不尽的出血，称为功能失调性子宫出血，简称功血。患者有不正常阴道出血，经妇科检查和全身检查排除器质性病变者，即可诊断为功血。功血可分为排卵性和无排卵性两类，约85%病例属无排卵性功血。功血可发生于月经初潮至绝经间的任何年龄，50%患者发生于绝经前期，育龄期占30%，青春期占20%。

(一)病因

功能失调性子宫出血原因是促性腺激素或卵巢激素在释出或调节方面的暂时性变化，机体内部和外界许多因素诸如精神过度紧张、恐惧、忧伤、环境和气候骤变及全身性疾病，均可通过大脑皮质和中枢神经系统影响下丘脑，垂体-卵巢轴的相互调节，营养不良、贫血及代谢紊乱也可影响激素的合成、转运和对靶器官的效应而导致月经失调。

1. 无排卵性功血 主要发生于青春期和围绝经期妇女，但两者的发病机制不完全相同。在青春期，下丘脑和垂体的调节功能尚未成熟，它们与卵巢尚未建立稳定的周期性调节，尤其对雌激素的正反馈作用存在缺陷。此时期垂体分泌卵泡刺激素呈持续低水平，黄体生成素无高峰形成。因此，虽有成批的卵泡生长，却无排卵，卵泡发育到一定程度发生退行性变，形成闭锁卵泡。而围绝经期妇女，由于卵巢功能衰退，卵泡几乎已耗尽。尤其剩余卵泡对垂体促性腺激素的反应性低下，雌激素分泌量锐减，对垂体的负反馈变弱，于是促性腺激素水平升高，但不能形成排卵前高峰，终至发生无排卵性功血。

2. 排卵性功血 排卵性月经失调较无排卵性功血少见，多发生于生育年龄妇女。患者虽有排卵功能，但黄体功能异常。常见有两种类型。

①黄体功能不足。月经周期中有卵泡发育及排卵，但黄体期孕激素分泌不足或黄体过早衰退，导致子宫内膜分泌反应不良。黄体的发育健全有赖于足够水平的卵泡刺激素和黄体生成素。卵巢对黄体生成素也必须具有良好的反应并分泌足量甾体激素。目前认为，黄体功能不足因多种因素所致：神经内分泌调节功能紊乱，可导致卵泡期卵泡刺激素缺乏，使卵泡发育缓慢，雌激素分泌减少；黄体生成素脉冲频率虽增加，但峰值不高，黄体生成素不足使排卵后黄体发育不全，孕激素分泌减少；黄体生成素/卵泡刺激素比率异常也可造成性腺轴功能紊乱，使卵泡发育不良，排卵后黄体发育不全，以致子宫内膜分秘反应不足。有时黄体分泌功能正常，但维持时间短。部分患者在黄体功能不足的同时，表现为血催乳激素水平增高。此外，生理性因素如初潮、分娩后及绝经前，也可能出现下丘脑-垂体-卵巢轴功能紊乱，导致黄体

功能不足的发生。

②子宫内膜不规则脱落。这类黄体功能异常与前述不同。在月经周期中，患者有排卵，黄体发育良好，但萎缩过程延长，导致子宫内膜不规则脱落。黄体一般生存 14 日后萎缩，内膜因缺乏雌、孕激素的支持而脱落。子宫内膜不规则脱落是由于下丘脑-垂体-卵巢轴调节功能紊乱引起黄体萎缩不全，内膜持续受孕激素影响，以致不能如期完整脱落。

(二)诊断要点

1. 临床表现

(1)无排卵型功血

①多见于青春期及围绝经期。月经周期无一定规律，经期长短不一，经量多者则表现为血崩，少则淋漓不断。

②基础体温测定呈单相型改变。

(2)排卵型功血

①黄体功能不足。多见于育龄期妇女，月经超前，但仍保持一定规律。经期可正常，经量正常或时多时少；基础体温测定呈双相型，但上升缓慢，黄体期较短，一般 10 天左右；阴道细胞涂片检查有周期变化；宫颈黏液检查有周期性改变；月经期子宫内膜病理检查呈分泌早期改变。

②子宫内膜不规则脱落。即黄体萎缩不全，多见于生育期妇女，月经周期正常，但经期延长，一般在 8 天以上。经血量时多时少，淋漓不尽；基础体温测定呈双相型，但不典型，体温下降延迟或逐渐下降；阴道细胞涂片有周期性变化；宫颈黏液检查有周期性改变；激素测定无异常。

2. 辅助检查

(1)诊断性刮宫:为排除子宫内膜病变和达到止血目的,必须进行全面刮宫,搔刮整个宫腔。诊刮时应注意宫腔大小、形态,宫壁是否平滑,刮出物的性质和量。为了确定排卵或黄体功能,应在经前期或月经来潮6小时内刮宫;不规则出血者可随时进行刮宫。子宫内膜病理检查可见增生期变化或增生过长,无分泌期出现。

(2)子宫镜检查:子宫镜下可见子宫内膜增厚,也可不增厚,表面平滑无组织突起,但有充血。在子宫镜直视下选择病变区进行活检,较盲取内膜的诊断价值高,尤其可提高早期宫腔病变如子宫内膜息肉、子宫黏膜下肌瘤、子宫内膜癌的诊断率。

(3)超声检查:经阴道B型超声检查可了解子宫大小、形状、子宫内膜厚度及宫腔内病变。

(4)基础体温测定:是测定排卵的简易可行方法。基础体温呈单相型,提示无排卵。

(5)宫颈黏液结晶检查:经前出现羊齿植物叶状结晶提示无排卵。

(6)阴道脱落细胞涂片检查:涂片一般表现为中、高度雌激素影响。

(7)激素测定:于月经周期黄体期合适时间(第21日)测定血黄体酮值,若升高提示近期有排卵。但常因出血频繁,难以选择测定孕激素的时间。测定血睾酮、催乳激素水平及甲状腺功能以排除其他内分泌疾病。

(8)宫颈细胞学检查:排除宫颈癌。

(9)感染病原体检测:对年轻性活跃者,应检测淋病双球菌、解尿支原体、人型支原体和沙眼支原体。

(10)血红细胞计数及血细胞比容:了解贫血情况。

(11)血凝功能测定:血小板计数、出凝血时间、凝血酶原时间、活化部分凝血酶原时间等。

(三)生活调理

应充分认识到功血是由于青春期内分泌调节系统功能不健全造成的,身体并没有器质性病变,所以不必紧张,不要有顾虑,要树立信心,配合治疗。加强锻炼,增强体质;保证充分的休息和睡眠。注意营养,纠正贫血,出血期间应避免精神紧张和过度疲劳。

(四)饮食调养

1. 基本原则

(1)宜清淡饮食,多食富含维生素的新鲜水果和蔬菜,如卷心菜、韭菜、芹菜、橘子、胡萝卜、海带、苹果等。

(2)禁忌辛辣及热性食物,如酒、浓茶、辣椒、胡椒、芥末、羊肉、冷水、冷饮等。

2. 药膳食疗方

(1)猪皮、大枣各 60 克。将猪皮洗净,切成块,与洗干净的大枣一起放入碗中,隔水炖熟即可食用。每日 2 次。用于补脾和血,调理冲任。

(2)地骨皮 30 克,猪瘦肉 120 克,食盐少许。将地骨皮用纱布包好,与猪瘦肉一起放入锅中,加适量水,文火煮烂后加食盐即可。吃肉,喝汤,每日 1 次。用于行气补血。

(3)鸡肉 100 克,人参、熟地黄各 10 克。将鸡肉洗净,切成块，人参切成片，与熟地黄一起放入碗中，再加适量水和作料，隔水炖1小时，再加食盐少许即可食用。每日1次。用于补肾助阳，调经止血。

(五)治疗

1. 西医治疗

(1)止血药

①孕激素。适用于体内有一定雌激素水平的患者。孕激素可将增生期或增生过长的子宫内膜转变为分泌期，停药后使子宫内膜按预定时期脱落。常用的孕激素是炔雌醇、甲地孕酮和甲羟孕酮，剂量按出血多少而定。若出血多，则需大剂量方可止血。炔诺酮5～7.5毫克，4～6小时1次，用3～4次，用药后出血停止或明显减少，继之改为8小时1次，以后逐渐减量直至维持量2.5～5毫克。与服药同时加服己烯雌酚0.25～0.5毫克，每晚1次。

②雌激素。适用于无排卵型青春期功血内膜呈萎缩型者。己烯雌酚1～2毫克，每日3次，口服，有效者于2～3日止血，然后逐渐减量，直至维持量每日0.5毫克；或用补佳乐1～2毫克，每日1次，口服。

③雄激素用于围绝经期妇女，一般用丙酸睾酮25～50毫克，每日肌内注射1次，共2～3日，以后5～7日1次。每月总量不超过300毫克。

④卡巴克络、仙鹤草、氨甲苯酸、氨基己酸等止血药，可配合使用。

(2)调整月经周期

①雌-孕激素序贯法。己烯雌酚0.25～0.5毫克，或补

佳乐1毫克,每晚1次,口服。自月经第五日始,连服21日,在服药最后10日加服甲羟孕酮4毫克,每日2次,口服。3个周期为1个疗程,连服1～2个疗程。适用于青春期及育龄妇女。

②雌-孕激素合并法。己烯雌酚0.5毫克,或补佳乐1毫克,每日1次,与甲羟孕酮4毫克,每日2次,同时服用,于月经第五日开始连服21日。适用于各种不同年龄的功血。

(3)促排卵治疗:主要用于年轻患者,可用雌激素、绒毛膜促性腺激素、氯米芬、尿促性素等治疗。

(4)排卵型功血的治疗

①黄体发育不健全。替代治疗于经前8～12日开始,肌内注射黄体酮10～20毫克,每日1次,共5次;绒毛膜促性腺激素有刺激及维护黄体功能的作用,一般用1 000～2 000单位,每日或隔日1次,共5次。

②黄体萎缩不全。孕激素于经前8～10日开始,每日肌内注射黄体酮10～20毫克,共5日;或口服甲羟孕酮8～12毫克,每晚1次,共5次。雌-孕激素序贯法用法同前。还可试用绒毛膜促性腺激素,用法同前。

2. 中医治疗

(1)中医辨证施治:中医学认为,功能失调性子宫出血的发病机制主要是冲任损伤,不能制约经血,故经血从胞宫来时妄行。临床上大体分为血热、肾虚、脾虚、血瘀等4型。故治疗上以"急则治其标,缓则治其本"的原则,以塞流、澄源、复旧为原则。

①血热

主症:经血非时而下,量少淋漓,或量多势急,血色鲜红而质稠，伴见心烦失眠，潮热汗出，小便黄少，大便结燥，舌红，苔薄黄，脉细数。

治则：滋阴清热，止血调经。

方药：生地黄 15 克，熟地黄 15 克，白芍 15 克，山药 15 克，续断 15 克，黄芩 15 克，黄柏 15 克，生甘草 9 克。

用法：每日 1 剂，水煎服。

加减：出血量多者，可加仙鹤草 15 克，生藕节 15 克等，加强凉血止血之功；心烦难寐者，可加酸枣仁 15 克，生牡蛎 15 克，以滋阴安神。

②肾虚

主症：经血非时而下，淋漓不断，色淡质稠，面色晦暗，腰膝无力，畏寒肢冷，小便清长，舌淡，苔薄，脉沉细无力。

治则：温肾固冲，止血调经。

方药：鹿角胶 15 克，杜仲 15 克，枸杞子 20 克，菟丝子 15 克，熟地黄 15 克，山茱萸 15 克，山药 15 克，肉桂 15 克，制附子 10 克。

用法：每日 1 剂，水煎服。

加减：出血多者，可去当归，酌加赤石脂 15 克，覆盆子 15 克，以固肾涩血；兼有纳差便溏者，加炒白术 15 克，白扁豆 15 克，以健脾益气，养胃和中；兼有畏寒肢冷，小腹冷痛者，加炮姜 15 克，艾叶 15 克，以补命门之火，暖宫止血。

③脾虚

主症：经血非时而下，暴崩之后，经血淋漓，色淡质稠，精神萎靡，气短乏力，语音低微，小腹空坠，食欲缺乏，舌淡苔薄，脉细弱无力。

治则：补气摄血，养血调经。

方药:人参 30 克,黄芪 30 克,白术 15 克,熟地黄 15 克,生姜 6 克,当归 15 克。

用法:每日 1 剂,水煎服。

加减:若出血多者,可加五味子 15 克,五倍子 15 克,海螵蛸 30 克,煅龙骨 15 克,煅牡蛎 15 克,以收涩止血;面色苍白,心悸失眠等血虚症状者,可加何首乌 15 克,五味子 15 克,酸枣仁 15 克,以养血安神;经血淋漓不止者可加升麻 15 克,海螵蛸 15 克,荆芥穗 15 克等,以引血归经;若兼四肢不温,面浮肢肿者,加桂枝 15 克,茯苓 15 克,以温阳化气,淡渗利尿;若兼腰酸尿频,加菟丝子 15 克,鹿角胶 15 克,以补肾益气,固冲涩精。

④血瘀

主症:经血非时而下,时下时止,或淋漓不净,或停闭数日又突然崩中下血,继而淋漓不断,血色紫黯有块,小腹疼痛拒按,舌质紫黯,苔白,脉涩。

治则:活血化瘀,止血调经。

方药:生地黄 15 克,当归 10 克,桃仁 10 克,红花 6 克,枳壳 15 克,赤芍 15 克,柴胡 10 克,甘草 6 克,桔梗 15 克,牛膝 15 克。

用法:每日 1 剂,水煎服。

加减:出血量多者,可加茜草 15 克,海螵蛸 15 克,三七粉 6 克,增强祛瘀止血之力;兼有胁胀腹满等气滞症状者,可加延胡索 15 克,香附 15 克,以疏肝理气;瘀久兼有化热之象者,可加地榆 15 克,仙鹤草 15 克,夏枯草 15 克,以清热凉血止血。

(2)验方

①党参 15 克,白术、益母草、生地黄、黄芩、艾叶炭各 12

克，仙鹤草、墨旱莲各30克，三七粉(冲服)3克，茜草、甘草各10克。每日1剂，水煎服。用于止血养血，调肾，安神。

②淫羊藿15克，巴戟天12克，龟版10克，熟地黄15克，生地黄12克，山药10克，川续断15克，白芍、牡丹皮、当归、甘草各10克。每日1剂，水煎服。用于养血安神，补肝调肾。

③熟地黄20克，山药10克，山茱萸15克，沙参12克，牡丹皮10克，女贞子15克，墨旱莲20克，白芍、桑叶、麦冬各10克，石斛12克，龙骨30克，甘草10克。每日1剂，水煎服。用于补养肝肾，降火止血。

(3)针灸疗法：取关元、中极、脾俞、肾俞、三阴交、行间穴，用磁针灸，每日或隔日1次，10次为1个疗程。点刺关元、气海、三阴交穴，每次20分钟，每日1次，10次为1个疗程。用艾条灸隐白、归来、血海、三阴交等穴位，每次15分钟，每日1～2次。

(4)敷贴法：红蓖麻仁15克，去壳，捣烂如泥，敷于百会穴，绷带上下包扎，血止后洗去。

(5)拔罐：取气海、关元、归来、命门、中极、三阴交、天枢、带脉等穴。常规针刺手法，留针20～30分钟，每日1次。

二、痛　经

凡在月经前后或月经期，出现下腹疼痛、坠胀，伴有腰酸或其他不适，甚至影响生活和工作时，称为痛经，分为原发性痛经和继发性痛经。原发性痛经是指生殖器官无器质性病变的痛经，占痛经 90%以上；继发性痛经是指盆腔器质性病变引起的痛经。

（一）病因

1. 原发性痛经 原发性痛经的发生主要与月经时子宫内膜前列腺素（PG）含量有关。已被证实痛经患者子宫内膜和月经血中前列腺素含量尤其前列腺素 $E_2\alpha$ 和前列腺素 E_2 较正常妇女明显升高，且内膜中前列腺素浓度越高，痛经也越严重。前列腺素 $F_2\alpha$ 和前列腺素 E_2 是花生四烯酸脂肪酸的衍生物，前列腺素急剧大量的产生必须子宫内膜顺序地先接受雌激素，然后再接受黄体酮的刺激，分泌期子宫内膜前列腺素浓度较增生期内膜为高。月经期由于溶酶体不稳定，释放酶而摧毁胞膜，使子宫内膜细胞溶解，并释放前列腺素 $F_2\alpha$ 和前列腺素 E_2。前列腺素诱发子宫平滑肌收缩，产生分娩样下腹痉挛性绞痛，具有痛经特征。子宫平滑肌过度收缩历时稍长，可使了宫压力升至 8 千帕以上，造成子宫供血不足，当子宫压力超过平均动脉压即可引起子宫缺血，导致厌氧代谢物积蓄，刺激疼痛神经元而发生痛经。前列腺素的刺激还可以使子宫收缩图形与正常妇女的不同，痛经者子宫静止时张力升高，子宫收缩强度及频率增加，且收缩不协调或呈非节律性，异常的子宫收缩使子宫缺血缺氧，引起痛经。原发性痛经的发生还受精神、神经因素影响，内在或外来的应激可使痛阈降低，思想焦虑、恐惧，以及生化代谢物质均可通过中枢神经系统刺激盆腔疼痛纤维。

2. 继发性痛经 多见于生育后及中年妇女，因盆腔炎症、肿瘤或子宫内膜异位症引起。

(二)诊断要点

1. 临床表现

(1)原发性痛经在青少年期常见,多在初潮后 6～12 个月发病。这时排卵周期多已建立,在孕激素作用下,分泌期子宫内膜剥脱时经血前列腺素含量显著高于增生期内膜经血中浓度。

(2)疼痛多自月经来潮后开始,最早出现在经前 12 小时;行经第一日疼痛最剧,持续 2～3 日缓解;疼痛程度不一,重者呈痉挛性,部位在耻骨上,可放射至腰骶部和大腿内侧。

(3)有时痛经伴发恶心、呕吐、腹泻、头晕、乏力等症状,严重时面色苍白、出冷汗,与临床应用前列腺素时引起胃肠道和心血管系统平滑肌过强收缩的不良反应相似。

妇科检查时,原发性痛经一般无阳性体征,继发性痛经会有盆腔炎症、内膜异位触痛性结节或卵巢的固定性囊肿、子宫增大压痛等。

2. 辅助检查 B超检查盆腔正常或发现子宫增大、卵巢巧克力囊肿。必要时可行腹腔镜检查加以鉴别。

(三)饮食调养

1. 基本原则

(1)宜吃富有营养、易消化的热饭菜、热汤(如大枣汤、姜汤)及谷类、豆类、麦类、禽类、蛋类、鱼类、瘦肉等。

(2)禁忌辛辣、酸凉食物。

2. 药膳食疗方

(1)鲢鱼 500 克,干姜 10 克,胡椒 5 克,肉桂 5 克,核桃仁10克。将鲢鱼洗净后，用热油煎至微黄，加入干姜、胡椒、肉桂、核桃仁及水1000毫升，煎煮。煮熟后加适量食盐。食肉喝汤，每日1次。用于散寒祛湿，温阳活血。

(2)吴茱萸2克，粳米50克，生姜5克，葱白2根。将吴茱萸研成末待用，粳米洗净，加适量水煮成粥，米熟后加吴茱萸及生姜、葱白，再煮片刻即可。分早晚温服，连服3～5日。用于温经散寒，活血止痛。

(四)治疗

1. 西医治疗

(1)解痉镇痛：阿托品0.3毫克，每日3次，口服；异丙嗪25毫克，每日3次，口服。疼痛严重者，可待因30毫克，口服，或哌替啶注射液50毫克，肌内注射。

(2)内分泌药物治疗

①子宫发育不良者，补佳乐1毫克，每日1次，于月经第五日开始，连服21日，用3～4个周期。

②月经量较多的痛经，可给甲睾酮5毫克，每日2次，于月经第10～14日开始，连服10日。

③膜样痛经者为减轻子宫痉挛，可给黄体酮10～20毫克，每日1次，由经前6～10日开始，肌内注射，共5次，或用甲羟孕酮2～4毫克，每日3次，连用5～7日。

2. 中医治疗

(1)中医辨证论治：痛经的辨证应根据疼痛发生的时间、部位和性质、程度，并结合月经情况、全身症状、舌脉等来辨明其虚实寒热。一般痛在经前、经后多属实证；经后始痛多属虚证；疼痛剧烈、拒按多属实；隐隐作痛，喜揉喜按多属虚；

冷痛，得热痛甚者多为热；痛甚于胀，块下痛减多为血瘀；胀甚于痛，时痛时止多为气滞；痛在两侧小腹，病多在肝；痛连腰际，病多在肾。治疗原则是根据“通则不痛”的原理，以通调气血为主，根据寒、热、虚、实的不同，分别予以温、清、补、通，使气血充沛，气顺血和，则经行通畅，自无疼痛之患。

①寒凝血瘀

主症：经前或经期小腹冷痛、喜温拒按，得热痛减，甚或四肢厥冷，月经量少，色黯，有血块，舌苔白腻，脉沉紧。

治则：散寒除湿，化瘀止痛。

方药：小茴香15克，干姜15克，延胡索15克，没药10克，当归12克，肉桂6克，赤芍15克，蒲黄12克，五灵脂12克。

用法：每日1剂，水煎服。

加减：小腹冷痛较重，甚则晕厥，带下清稀者，可加制附子12克，艾叶10克，吴茱萸12克，以增强暖宫散寒之力。

②气滞血瘀

主症：经前或经期小腹胀痛或刺痛拒按，经行不畅或月经量少，色紫黯有块，块下痛减，伴胸胁乳房胀痛，舌苔紫黯，脉弦。

治则：理气化瘀，行气止痛。

方药：当归15克，赤芍15克，桃仁10克，红花9克，延胡索15克，牡丹皮6克，乌药12克，香附12克，甘草6克。

用法：每日1剂，水煎服。

加减：口苦，苔黄，经质黏稠，肝郁化热者，加栀子12克、夏枯草15克，以清肝泻火；兼见胸闷食少，太息短气等肝郁乘脾症状者，酌加陈皮12克、砂仁10克，茯苓15克，以理气健脾；肝气犯胃，出现恶心呕吐者，可加吴茱萸12克，生姜12

克，以降逆止呕。

③湿热蕴结

主症：经期数日或经期下腹灼痛拒按，有灼热感，月经色黯，质稠有块，伴腰骶胀痛，低热起伏，舌红苔黄腻，脉弦数。

治则：清热除湿，化瘀止痛。

方药：牡丹皮 10 克，黄连 6 克，生地黄 15 克，当归 15 克，白芍 15 克，桃仁 12 克，红花 9 克，延胡索 15 克，莪术 6 克，香附 12 克。

用法：每日 1 剂，水煎服。

加减：月经过多者，加地榆 15 克，槐花 12 克，以凉血止血；若带下黄稠量多者，可加苍术 12 克，黄柏 15 克，薏苡仁 15 克，龙胆草 12 克，加强清热利湿之力。

④肝肾不足

主症：经后数日下腹隐隐而痛，腰骶酸痛，喜按喜揉，按之痛减，月经量少，色淡黯，质稀，伴腰骶酸痛，头晕耳鸣，潮热失眠，舌淡苔少，脉沉细。

治则：养肝益肾，滋补气血。

方药：当归 15 克，白芍 30 克，山茱萸 12 克，阿胶 12 克，山药 30 克，甘草 6 克，黄芪 30 克，熟地黄 20 克。

用法：每日 1 剂，水煎服。

加减：疼痛不解者，加延胡索 15 克，以行气止痛；腰骶酸痛重者，可加杜仲 15 克，川续断 12 克，强腰补肾；兼见小腹两侧或两胁胀痛者，可加郁金 12 克，橘核 12 克，以开郁行气止痛。

⑤气血虚弱

主症：经期、经后小腹隐隐作痛或小腹坠痛，喜按喜揉，按之痛减，月经量少，色淡质稀，伴神疲乏力，头晕耳鸣，面色萎黄，舌淡，脉细弱。

治则：补气养血，和中止痛。

方药：黄芪 30 克，白芍 30 克，桂枝 12 克，炙甘草 6 克，生姜 12 克，大枣 12 克，饴糖 30 克。

用法：每日 1 剂，水煎服。

加减：头晕心悸，失眠少寐等心神失养症状者，酌加鸡血藤 20 克，酸枣仁 20 克，龙眼肉 12 克，以养血安神；小腹空坠疼痛较重者，可加升麻 12 克，柴胡 12 克，以升提中气。

(2)验方

①当归、延胡索各 12 克，细辛 5 克，赤芍 20 克，丹参 12 克，陈皮、甘草各 10 克。每日 1 剂，水煎服，连用 3～5 日。用于活血止痛，通阳散寒。

②太子参、熟地黄、山药各 20 克，酸枣仁 12 克，菟丝子 20 克，淫羊藿、醋炒艾叶各 10 克，巴戟天 12 克。每日 1 剂，水煎服，连用 3～5 日。用于调补气血，温经止痛。

③柴胡 4.5 克，当归、白芍、三棱、莪术、延胡索、山楂肉各 9 克，失笑散 12 克，川芎、枳壳各 4.5 克。水煎服，每日 1 剂，连服 3～5 日。

(3)中药灌肠：当归 12 克，川芎、赤芍各 10 克，生地黄 12 克，香附、延胡索、木香各 10 克，川楝子 12 克，乌药、吴茱萸、甘草各 10 克。煎好后去渣留汁，当温度降至 35℃时每次灌 100 毫升，保留 3～4 小时。每日 2 次，经前 3 日开始。

(4)针灸治疗：体针取三阴交、合谷、关元、气海穴，先针后灸；耳针取子宫、交感、神门、内分泌、皮质下等穴。

三、多囊卵巢综合征

多囊卵巢综合征是一种生殖功能障碍与糖代谢异常并存的内分泌紊乱综合征。持续性无排卵、雄激素过多和胰岛素抵抗为其重要特征，是生育期妇女月经紊乱最常见的原因，其病因至今尚未阐明。

(一)病因

1. 雄激素过多和持续无排卵是基于卵巢、肾上腺、垂体、下丘脑等周围脂肪过多而致内分泌活动异常 由于卵巢间质、卵泡膜细胞及颗粒细胞皆参与雄激素产生，且对促黄体激素释放因子反应敏感，故睾酮水平增加主要来源于卵巢；卵巢内高雄激素浓度抑制卵泡成熟，引起发育中卵泡闭锁，不能形成优势卵泡，以致雌激素的正常分泌模式中断，很多小卵泡分泌雌激素，故多囊卵巢综合征患者兼有高雄激素水平和高雌激素状态，但以雄激素过多占优势。多囊卵巢综合征时过多的雄激素主要是雄烯二酮和睾酮，尤其游离睾酮增加；过多的雌激素主要是雌酮增高，是雄烯二酮在周围组织中芳香化酶转化结果，而雌二醇(E_2)处于卵泡期水平。下丘脑-垂体功能的紊乱在多囊卵巢综合征发病中起重要作用，由于下丘脑弓状核脉冲分泌幅度增加，使黄体生成素水平上升，但卵泡刺激素并不与黄体生成素同步增加，这可能由于高雌激素水平和卵泡产生的抑制素协同的负反馈作用。约25%的多囊卵巢综合征出现高催乳激素血症，也可能为异常雌激素对垂体反馈所致。由于黄体生成素水平上升又促进卵巢及肾上腺分秘雄激素，遂进一步形成雄激素过多、持续无排卵的恶性循环。

2. 与高胰岛素血症和胰岛素抵抗有关 研究证明，胰岛素和胰岛素样生长因子-1受体存在于卵巢中，而胰岛素和胰岛素样生长因子-1对卵巢间质和卵泡皆有影响，可引起卵巢分泌雄激素，阻碍正常卵泡发育。严重的胰岛素抵抗患者有时发生雄激素过多、胰岛素抵抗和黑棘皮症综合征，常表现高睾酮和高胰岛素水平，黑棘皮症是胰岛素抵抗的标志。胰岛素抵抗和代偿性高胰岛素血症与肥胖相关，多囊卵巢综合征肥胖患者20％有葡萄糖不耐受或明显的糖尿病。

（二）诊断要点

1. 临床表现

（1）月经失调：主要表现是闭经，绝大多数为继发闭经，闭经前常有月经稀发或过少。偶见闭经与月经过多相间出现。

（2）不孕：通常在初潮后发病，婚后伴有不孕，主要由于月经失调和无排卵所致。

（3）多毛：可出现不同程度的多毛，亚洲妇女多毛不及欧美患者显著。体毛丰盛，尤其是阴毛，分布常呈男性型。油脂性皮肤及痤疮也常见，系体内雄激素积聚所致。

（4）肥胖：为多囊卵巢综合征重要特征，但其脂肪分布及体态并无特异性。肥胖是由于雄激素过多和未结合睾酮比例增加引起，亦与雌激素的长期刺激有关。

（5）黑棘皮征：雄激素过多的另一表现为黑棘皮征，常在阴唇、颈背部、腋下、乳房下和腹股沟等处皮肤出现灰褐色色素沉着，呈对称性，皮肤增厚，轻抚软如天鹅绒。

(6)双侧卵巢增大：比正常卵巢大 2～3 倍，且包膜厚，质坚韧。

2. 辅助检查

(1)基础体温测定：表现为单相，月经周期后半期体温无升高。

(2)B 型超声检查：可在短时间内作出诊断。声像图显示子宫小于正常；双侧卵巢均匀性增大，包膜回声增强，轮廓较光滑，内部回声强弱不均，可见多个大小不等的无回声区围绕卵巢边缘，有时散在分布于卵巢内。

(3)诊断性刮宫：于月经前数日或月经来潮 6 小时内行诊断性刮宫，子宫内膜呈增生期或增生过长，无分泌期变化。

(4)腹腔镜检查：见卵巢增大，包膜回声增厚，表面光滑，呈灰白色，有新生血管。包膜下显露多个卵泡，无排卵征象，无排卵孔、无血体、无黄体。镜下取卵巢活组织检查可确诊。

(5)激素测定

①血清卵泡刺激素值偏低而黄体生成素值升高，黄体生成素/卵泡刺激素＞2～3。

②检测血清雄激素、睾酮水平通常不超过正常范围上限 2 倍。双氢睾酮、雄烯二酮浓度正常或轻度升高。

③尿 17-酮皮质类固醇正常或轻度升高。正常时提示雄激素来源于卵巢，升高时提示肾上腺功能亢进。

④雌酮升高，雌二醇正常或轻度升高，并恒定于早卵泡期水平，雌酮/雌二醇＞1，高于正常周期。

⑤多囊卵巢综合征患者、尤其肥胖患者，应测定空腹血糖及口服葡萄糖耐量试验(OGTT)；有条件者，则测定空腹

胰岛素水平及葡萄糖负荷后血清胰岛素。

(三)生活调理

保持心情舒畅,避免忧思郁怒,损伤肝脾。促排卵药物应用不宜过多、过频,以防诱发卵巢癌的可能性。长期无排卵者,应预防子宫内膜过度增生,预防子宫内膜癌的发生。

(四)饮食调养

1. 基本原则

(1)注意饮食定时定量,提倡平衡食谱;形体肥胖之痰湿者饮食宜清淡,并忌生冷寒凉、辛辣香燥之品,以免损伤脾胃而致生化不足,不能滋养先天之肾或聚湿生痰。

(2)忌暴饮暴食:避免过食膏粱厚味。

2. 药膳食疗方

(1)大米 50 克,莱菔子 15 克,白糖适量。加水 600 毫升煮粥,将好时放入莱菔子,煮成时加入白糖,搅匀即成。温热服食,每日 1 次。

(2)水发腐竹 100 克,植物油 50 毫升,苋菜 200 克,葱丝、食盐、白糖、葛根淀粉各适量。将水发腐竹切段,炒锅内加植物油,待热后放入葱丝炒出香味,放入腐竹段煸炒至七成熟,再加入苋菜翻炒,调加食盐、白糖至熟透,葛根淀粉勾芡,汤汁明亮即可。佐餐食用,经常吃。

(五)治疗

1. 西医治疗

(1)一般治疗:肥胖者,加强锻炼和限制高糖、高脂饮食以减轻体重。因脂肪堆积过多可加剧高胰岛素和高雄激素的程度,也是导致无排卵的重要因素之一。体重下降可减少胰岛素用量,减少睾酮水平3.5%,并有可能恢复排卵。

(2)药物治疗

①抗雄激素

★口服避孕药。用短效避孕药或炔雌醇环丙孕酮片(Diane-35,含炔雌醇0.035毫克及酯酸环丙孕酮2毫克)等,周期性服用。周期疗法是一种简单和相对较安全的方法。口服避孕药使卵巢和肾上腺产生的雄激素浓度降低。避孕药中雌激素成分使性激素结合球蛋白浓度增加,结果游离睾酮减少;孕激素成分通过抑制促黄体激素释放因子而减少卵巢产生雄激素。用药6～12个周期可抑制毛发生长和治疗痤疮,约2/3患者有效。其他的避孕药有妈富隆,其含炔雌醇30微克和去氧孕烯150微克,后者雄激素活性低,极少有增加体重的不良反应。因周期性子宫内膜剥脱起到预防子宫内膜癌的作用。

★醋酸环内孕酮。为合成17-羟孕酮衍生物,具有较强的抗雄激素作用,与睾酮和双氧睾酮竞争受体,并诱导肝酶加速血浆雄激素的代谢廓清,从而降低雄激素的生物效应。目前多用达英-35,每片含醋环丙孕酮2毫克、炔雌醇(EE)35微克,作周期疗法,即于出血第五日起,每日口服1片,连续21日,停药7日后重复用药,共3～6个月。可对抗雄激素过多症状,且能调整月经周期。

★螺内酯。是人工合成的17-螺内酯甾类化合物。近年发现其除利尿作用外,尚具有抑制卵巢和肾上腺合成雄激素,并在毛囊竞争雄激素受体。抗雄激素剂量为每日40～

200毫克，治疗多毛需要用药6～9个月。出现月经不规则者可与口服避孕药联合应用。

★ 促性腺激素释放激素激动剂(GnRHa)。用大剂量抑制法使促性腺激素减少，从而减少卵巢合成激素。可用曲普瑞林3.75毫克，月经周期第二日肌内注射，28日1次，共6个月。

★ 糖皮质类固醇。适用于多囊卵巢综合征雄激素过多为肾上腺来源或混合性来源者。常用地塞米松，每晚0.25毫克，口服，即可有效抑制脱氢表雄酮硫酸盐浓度。剂量不宜超过每日0.5毫克，以免过度抑制垂体-肾上腺轴功能。

②诱发排卵。对有生育要求的患者在生活方式调整、抗雄激素和改善胰岛素抵抗等基础治疗后，进行促排卵治疗。氯米芬为一线促排卵药物。诱发排卵时易发生卵巢过度刺激综合征，需严密监测，加强预防措施。

(3)手术治疗

①腹腔镜手术。适用于严重多囊卵巢综合征促排卵药物治疗无效者。在腹腔镜下对多囊卵巢用电凝或激光技术穿刺打孔，每侧卵巢打孔4个为宜，既能获得90%排卵率和70%妊娠率，又能减少粘连形成。

②卵巢楔形切除术：剖腹探查时先确定诊断，然后将双侧卵巢楔形切除1/3组织，以降低雄激素水平，从而减轻多毛症状，提高妊娠率。术后卵巢周围粘连发生率高，现已少用。

2. 中医治疗

(1)中医辨证施治

①肾虚

主症：月经初潮晚，月经期延后，经量少，色淡，质稀，渐至闭经，偶有月经先后无定期或经期紊乱，乳房平坦，婚久不孕，伴头晕耳鸣，腰膝酸软，精神不振，或形寒肢冷，小便清长，大便不实，性欲淡漠，或形体肥胖多毛。

治则：补肾壮阳，化湿除痰。

方药：熟地黄15克，山药15克，山茱萸12克，枸杞子15克，鹿角霜30克，菟丝子15克，杜仲15克，当归10克，肉桂10克，制附子15克。

用法：每日1剂，水煎服。

加减：青春期患者或伴子宫发育不良者，酌加紫河车、覆盆子、何首乌、肉苁蓉、紫石英、淫羊藿，以增滋肾补肾之功；有水肿、纳差、便溏者，酌加炒白术、茯苓、砂仁、莲子肉、炮姜等健脾止泻。

②痰湿

主症：月经量少，经行延后甚或闭经，婚后不孕，或带下量多，头晕头重，胸闷泛恶，四肢倦怠，或喉间多痰，纳差便溏，形体肥胖，多毛，舌苔白腻或薄腻，脉弦滑。

治则：健脾燥湿化痰。

方药：苍术15克，香附10克，陈皮6克，法半夏15克，茯苓15克，胆南星15克，枳壳10克，神曲15克，生姜10克，甘草6克。

用法：每日1剂，水煎服。

加减：月经量少、错后或闭经者，酌加当归、泽兰、牛膝，以活血通经；痰多，形体肥胖，多毛明显者，酌加山慈姑、皂角刺等，以化痰活络。

③肝郁化火

主症：月经稀发、量少，或闭经，或月经先后无定期，或月经频发，经量增多，或经行无期，婚久不孕，形体壮实，毛发浓密，面部痤疮，经前乳房胸胁胀痛，或有溢乳，性情急躁，口干喜冷饮，大便秘结，舌红或边尖红，苔薄黄，脉弦数。

治则：疏肝解郁，清热泻火。

方药：牡丹皮 15 克，栀子 12 克，当归 10 克，白芍 15 克，柴胡 10 克，白术 15 克，茯苓 15 克，炙甘草 6 克，煨姜 6 克，薄荷 10 克。

用法：每日 1 剂，水煎服。

加减：溢乳者，酌加炒麦芽、鸡内金，以回乳；乳房胸胁胀满甚者，酌加夏枯草、郁金、路路通，以清肝通络散结；大便秘结明显酌加大黄、桃仁，以清热泻火通便；胸闷有痰者，加枳实、瓜蒌，以行气化痰。

④气滞血瘀

主症：月经延后，或量少不畅，经行腹痛拒按，伴有血块，块出痛减，甚者闭经不行，偶或崩漏，或月经量多，婚后不孕，精神抑郁，胸胁胀满，舌质黯紫，或边尖瘀点，脉沉弦或沉涩。

治则：理气活血，化瘀调经。

方药：当归 10 克，赤芍 15 克，桃仁 15 克，红花 12 克，枳壳 10 克，延胡索 15 克，五灵脂 15 克，牡丹皮 15 克，乌药 10 克，香附 10 克，甘草 6 克。

用法：每日 1 剂，水煎服。

加减：经前胸胁、乳房、小腹胀痛，心烦易怒者，酌加青皮、木香、柴胡，以疏肝解郁，行气止痛。

（2）验方

①月季花 12 朵，当归 12 克，三棱 6 克，莪术 6 克，红糖适量。月季花、当归、三棱、莪术加水煎汤，去渣取汁，

入红糖调味。上为1日量，分次代茶饮，连服10日为1个疗程。

②卷柏30克，瓦松25克，当归20克，热黄酒适量。卷柏、瓦松、当归研成细末备用。每日空腹9克用热黄酒送下，连服3～5日。

③当归100克，川红花100克，米酒2 000毫升。当归、川红花洗净，晒干备用。把米酒放入玻璃或瓷瓶，加入当归、红花，加盖密封浸泡1周，摇匀过滤即可。每次10毫升，每日1～3次，口服。

(3)中成药

①右归丸。温肾填精，养血调经。适用于肾虚者。水蜜丸，每次9克，每日3次，口服。

②血府逐瘀丸。活血化瘀，理气止痛。适用于气滞血瘀型。每次1丸，每日2次，口服。

(4)针灸疗法

①针刺促排卵。月经第14日开始针刺关元、中极、子宫、三阴交，每日1次，共3次，每次留针30分钟，平补平泻；或用电刺激30分钟。适用于有一定雌激素水平者。

②艾灸。取关元、中极、足三里、三阴交等穴，每次用2～3穴，每穴灸5～7壮，7次为1个疗程。

③耳针疗法。取肾、肾上腺、内分泌、卵巢、神门等穴，可用耳穴埋针、埋豆，每次选用4～5穴，每周2～3次。

四、经前期综合征

经前期综合征是指妇女反复在黄体期周期性出现躯体、

精神及行为方面改变，严重者影响生活质量。月经来潮后，症状自然消失。发生率为30%～40%，严重者占5%～10%。

(一)病因

1. 雌、孕激素比例失调 由于孕激素水平不足，雌激素水平相对过高引起，也可能由于组织对孕激素敏感性失常所致。孕激素促进远端肾小管钠和水的排泄，雌激素则通过肾素-血管紧张素Ⅱ-醛固酮系统使水钠潴留，从而出现体重增加等征象。

2. 神经类阿片肽异常 研究证明，神经类阿片肽随月经周期而变化，经前期综合征妇女在黄体后期循环中类阿片肽浓度异常下降，表现内源性类阿片肽撤退症状，影响精神、神经及行为方面的变化，从而引起经前期综合征。

3. 精神因素与经前期综合征的严重程度有动态关系 部分患者精神症状突出，且情绪紧张时常使原有症状加重。提示社会环境与患者生理因素间的相互作用，参与经前期综合征的发生。

(二)诊断要点

1. 临床表现 为周期性发生的系列异常征象。多见于25～45岁妇女，常因家庭不和睦或工作紧张激发。症状出现于月经前1～2周，月经来潮后迅速明显减轻至消失。主要症状可归纳为3类。

(1)躯体症状：表现为头痛、乳房胀痛、腹部胀满、肢体水肿、体重增加、运动协调功能减退。

(2)精神症状：易怒、焦虑、抑郁、情绪不稳定、疲乏以及饮食、睡眠、性欲改变。

(3)行为改变:思想不集中、工作效率低、意外事故倾向,易有犯罪行为或自杀意图。

2. 辅助检查 必要时可同时记录基础体温,以了解症状出现与卵巢功能的关系。

(1)妇科检查:内生殖器官多无异常改变。

(2)实验室检查与其他检查:内分泌激素检查可能提示雌激素、催乳素水平增高,孕激素水平降低。

(三)饮食调养

1. 基本原则

(1)经前、经期忌过食生凉寒冻、辛燥之品,并注意避免感受风寒。

(2)忌水、盐摄入过多,在症状开始前3天要少饮含咖啡因的饮料,以减少和避免此症的发生。

2. 药膳食疗方

(1)莲子30克,益智仁20克,粳米100克,白糖20克。将莲子洗净,放入温水中浸泡1小时;益智仁拣去杂质洗净,放入沙锅,加水浓煎2次,每次30分钟,提取浓缩液60毫升。将粳米淘洗干净,与莲子同放入沙锅,加适量水,用小火煨煮1小时,待莲子熟烂,粥黏稠时,调入益智仁浓缩液与白糖,拌匀,再煨煮至沸即成。早晚分食。

(2)冬瓜200克,鸡脯肉200克,党参5克,黄芪5克,食盐、黄酒、香油各适量。将冬瓜去皮,洗净,切成片;将鸡脯肉洗净后切成丝,与洗净的党参、黄芪一同放入沙锅内,加清水500毫升,用小火炖至九成熟,加入冬瓜片,食盐、黄酒,待冬瓜熟透时淋入香油适量即成。佐餐食用。温肾健脾，适用脾肾虚引起的经前水肿。

(四)治疗

1. 西医治疗

(1)首先应予心理安慰与疏导，使精神松弛，重新控制生活。适当应用镇静药解除忧虑，如在黄体后期口服艾司唑仑(舒乐安定)1毫克，每日2次；或口服苯巴比妥30毫克，每日3次。

(2)氟西汀是一种抗抑郁药，可选择地抑制中枢神经系统5-羟色胺的再摄取。剂量20毫克，每日1～2次，口服，于黄体期用药，不超过3个周期。可明显缓解精神症状及行为改变，但对躯体症状疗效不佳。

(3)利尿药适用于月经前体重增加明显者。为解除经前期综合征患者水钠潴留，月经周期后半期宜低盐饮食。螺内酯20毫克，每日3次，口服，因可拮抗醛固酮而利尿。

(4)激素治疗可用孕激素作替代治疗。自周期第16日开始，每日口服甲羟孕酮6毫克，共10日。

(5)对乳房胀痛伴高催乳激素血症者，在后半周期给予溴隐亭1.25～2.5毫克，口服．每日2次。可使90%患者的症状消失。

(6)维生素B_6可调节自主神经系统与下丘脑-垂体-卵巢轴的关系，还可抑制催乳激素的合成，每日口服100毫克以改善症状。

2. 中医治疗

(1)中医辨证论治

①经行乳房胀痛。治疗以疏肝养肝，通络止痛为大法。

实者宜疏肝理气通络，常于经前开始用药；虚者宜滋养肝肾，并注意平时调养。

★ 肝气郁结

主症：经前或经行乳房痒痛，或乳头痒痛，甚者不可触衣，经行不畅，色黯，小腹胀痛，胸胁胀满，精神抑郁，善叹气，舌淡红苔薄，脉弦。

治则：疏肝理气，和胃通络。

方药：柴胡 10 克，枳壳 12 克，炙甘草 10 克，白芍 20 克，香附 10 克，陈皮 6 克。

用法：每日 1 剂，水煎服。

★ 肝肾亏虚

主症：经行或经后两乳作胀，乳房按之柔软无块，月经量少，色淡，两目干涩，咽干口燥，五心烦热，舌淡或舌红少苔，脉细数。

治则：滋肾养肝，和胃通络。

方药：沙参 15 克，麦冬 15 克，当归 10 克，生地黄 15 克，枸杞子 15 克。

用法：每日 1 剂，水煎服。

②经行头痛。治法以调理气血，通经活络为主。

★ 血虚

主症：经期或经后，头晕头痛，月经量少，色淡质稀，心悸气短，神疲体倦，面色苍白，舌淡苔薄，脉虚细。

治则：养血益气。

方药：党参 15 克，白术 15 克，茯苓 20 克，炙甘草 10 克，熟地黄 20 克，白芍 15 克，当归 15 克。

用法：每日 1 剂，水煎服。

★ 肝火旺

主症:经行头痛,头晕目眩,月经色红质稠,烦躁易怒,口苦咽干,舌红苔薄黄,脉弦细数。

治则:养阴清热,柔肝熄风。

方药:熟地黄 20 克,山茱萸 15 克,山药 20 克,泽泻 20 克,茯苓 20 克,牡丹皮 12 克,枸杞子 15 克,菊花 12 克。

用法:每日 1 剂,水煎服。

★ 血瘀

主症:经前或经期头痛剧烈,经色瘀黯有块,小腹疼痛拒按,胸闷不舒,舌暗或有瘀点,脉弦涩。

治则:活血化瘀止痛。

方药:赤芍 15 克,桃仁 15 克,红花 3 克,老葱 6 克,麝香 1.5 克,大枣 15 克。

用法:每日 1 剂,水煎服。

③经行泄泻。治疗以健脾、温肾为主,调经为辅。

★ 脾虚

主症:月经前后,或经期大便溏泻,月经量多,色淡质稀,脘腹胀满,神疲肢倦,舌淡胖苔白腻,脉濡缓。

治则:健脾益气,化湿调经。

方药:党参 15 克,白术 15 克,茯苓 20 克,扁豆 20 克,甘草 6 克,山药 20 克,莲子肉 15 克,桔梗 12 克,薏苡仁 20 克。

用法:每日 1 剂,水煎服。

★ 肾虚

主症:经行或经后,大便溏泻,五更或晨起尤甚,月经色淡质稀,腰酸腿软,头晕耳鸣,畏寒肢冷,舌淡苔白,脉沉迟。

治则:温肾扶阳,暖土固肠。

方药:党参 15 克,白术 15 克,茯苓 20 克,薏苡仁 20 克,补骨脂 15 克,吴茱萸 10 克,肉豆蔻 15 克,五味子 10 克,生姜 10 克,大枣 15 克。

用法:每日 1 剂,水煎服。

④经行水肿

★ 脾肾阳虚

主症:经行面浮肢肿,按之没指,晨起头面肿甚,月经推迟,月经量多,色淡质稀,腹胀纳减,腰膝酸软,大便溏泻,舌淡苔白薄,脉沉缓。

治则:温肾健脾,化气行水。

方药:茯苓 20 克,桂枝 10 克,白术 15 克,炙甘草 10 克。

用法:每日 1 剂,水煎服。

★ 气滞血瘀

主症:经行肢体肿胀,按之随手而起,月经量少,色黯或有血块,胸胁、小腹胀满,善叹息,舌紫黯,苔白腻,脉弦涩。

治则:理气行滞,养血调经。

方药:当归 15 克,赤芍 15 克,延胡索 15 克,木香 6 克,槟榔 10 克。

用法:每日 1 剂,水煎服。

⑤经行神志异常

★ 心血不足

主症:经前或经期精神恍惚,心神不宁,心悸失眠,无故悲伤,月经量少、色淡,舌淡苔薄白,脉细弱。

治则:补血养心,安神定志。

方药:甘草 12 克,茯苓 20 克,小麦 15 克,大枣 15 克,黄芪 20 克,当归 15 克,柏子仁 15 克,五味子 10 克,党参 15

克，酸枣仁 15 克，肉桂 3 克，远志 10 克。

用法：每日 1 剂，水煎服。

★ 肝经郁热

主症：经前或经期，烦躁易怒，或抑郁不乐，头晕目眩，口苦咽干，胸胁胀满，月经量多，色深红，舌红苔黄，脉弦数。

治则：清肝泄热，解郁安神。

方药：牡丹皮 12 克，栀子 12 克，当归 12 克，白芍 20 克，柴胡 12 克，白术 15 克，茯苓 15 克，炙甘草 10 克。

用法：每日 1 剂，水煎服。

★ 痰火上扰

主症：经前或经期，精神躁狂，语无伦次，头痛失眠，心烦胸闷，舌红苔黄腻，脉滑数有力。

治则：豁痰开窍，清心安神。

方药：法半夏 12 克，竹茹 12 克，枳实 15 克，陈皮 6 克，甘草 6 克，茯苓 20 克，生姜 6 克，大枣 15 克。

用法：每日 1 剂，水煎服。

(2)验方

①山药 200，鲜牛奶 200 毫升，枸杞子 15 克。将山药洗净，刨去外皮，切碎，剁成山药糜糊。将枸杞子洗净，放入沙锅，加适量水，中火煨煮 30 分钟，调入山药糜糊，改用小火煨煮片刻。鲜牛奶用另一锅煮沸，沸后即离火，缓缓调入枸杞山药糊中，拌和均匀即成。早晚分食。

②白术 15 克，巴戟天 15 克，茯苓 30 克，人参 6 克，薏苡仁 60 克。将白术、巴戟天、茯苓、人参加水先煎汤，取汁入薏苡仁煮成粥，米熟为度。上为 1 日量，分早晚佐食。经前，经期连服 10 日。

③莲子20枚,桂圆肉10枚,大枣10枚,糯米100克。将莲子洗净,用温开水浸泡4小时,与洗净的桂圆肉、大枣、糯米同放入沙锅,加适量水,大火煮沸,改用小火煨煮成稠粥。早晚分食。

(3)针灸治疗

①经行头痛。气血虚弱证:针刺风池、太阳、百会、脾俞、肝俞、血海,以补法为主,留针15～30分钟,轻刺激。瘀血阻滞证:针刺风池、太阳、百会、阿是穴,以泻法为主。

②经行泄泻。脾肾阳虚证:针刺脾俞、肾俞、腰阳关、三阴交、太溪、足三里、膏肓俞,以补法为主;或灸中脘、天枢、气海,每次20分钟。

③经行水肿。脾肾阳虚证:针刺脾俞、肾俞、大肠俞、小肠俞、关元、气海、三阴交、足三里、阴陵泉,用补法,每次取3～4穴;或耳针:肾、脾、神门、内分泌、皮质下,每次取2～3穴埋针,1周后更换。

④经行情志异常。针刺巨阙、神庭、神门、大陵、内关、三阴交,用补法;或耳针选肾、心、神门、皮质下、内分泌,针刺、电针10～15分钟。

五、高泌乳素血症

各种原因导致血清催乳激素(PRL)异常增高(＞1.14毫摩/升),称为高催乳素血症。

(一)病因

1. 下丘脑疾患 颅咽管瘤、炎症等病变影响催乳激素抑制因子(PIF)的分泌,导致催乳激素升高。

2. 垂体疾患 是引起高催乳素血症最常见的原因,以垂体催乳激素瘤最常见。1/3 以上为垂体微腺瘤;空泡蝶鞍综合征也可使催乳激素升高。

3. 原发性甲状腺功能减退症 促甲状腺激素释放激素增多,刺激垂体催乳激素分泌。

4. 特发性高催乳激素血症 血清催乳激素升高,多为 2.73~4.55 毫摩/升,但未发现垂体或中枢神经系统疾病。部分患者数年后发现垂体微腺瘤。

5. 其他 多囊卵巢综合征,长期服用抗精神病药和抗抑郁症药均可引起血清催乳激素升高。

(二)诊断要点

1. 临床表现

(1)月经紊乱及不育:85%以上的患者有月经紊乱;生育年龄患者可不排卵或黄体期缩短,表现为月经少、稀发甚至闭经;青春期或青春期早期妇女可出现原发性闭经,生育期后多表现为闭经;无排卵可导致不孕。

(2)泌乳:是本病的特征之一。闭经-溢乳综合征患者中约 2/3 存在高催乳血症,其中 1/3 患垂体微腺瘤。溢乳通常表现为双乳流出或可挤出非血性乳白色或透明液体。

(3)头痛、眼花及视觉障碍:垂体微腺瘤增大明显时,由于脑脊液回流障碍及周围脑组织和视神经受压,可出现头痛、眼花、呕吐、视野缺损及动眼神经麻痹等症状。

(4)性功能改变:由于垂体黄体生成素与卵泡刺激素分泌受抑制,出现低雌激素状态,表现为阴道壁变薄或萎缩,分泌物减少，性欲减退。

2. 辅助检查

(1)血清学检查：血清催乳激素＞1.14 毫摩/升，可确诊为高催乳血症。检测最好在上午 9～12 时。

(2)影像学检查：当血清催乳激素＞4.55 毫摩/升时，应行垂体磁共振检查，明确是否存在垂体微腺瘤及腺瘤。

(3)眼底检查：由于垂体微腺瘤可侵犯和压迫视交叉，引起视盘水肿；也可因肿瘤压迫视交叉使视野缺损，因而眼底、视野检查有助于确定垂体腺瘤的大小及部位，尤其适用于孕妇。

(三)饮食调养

1. 基本原则

(1)宜清淡而富有营养之品，少吃油炸食品、动物脂肪、甜食及过多进补食品。

(2)忌肥甘厚味等生痰之品及炙煿煎炸之品。

2. 药膳食疗方

(1)甲鱼 1 只，枸杞子 30 克，熟地黄 15 克。将甲鱼放入沸水锅烫死，取出后剁去头、爪，揭去甲壳，掏去内脏，洗净，切成小块；然后将甲鱼块放入锅，加入洗净的枸杞子、熟地黄，加水 600 毫升，用文火炖熟透即可。每日服 1 次。

(2)新鲜牛肉 250 克，当归 20 克，党参 30 克，大枣 6 个。将牛肉洗净，切块；当归、党参、大枣 6 个(去核)洗净。把全部用料放入锅，清水适量，武火煮沸后，改文火煲 1～2 小时，调味供用。

(3)墨鱼 1 条，核桃仁 6 克。将墨鱼洗净、去内脏，与核桃仁加水400毫升同煮至鱼熟。食鱼喝汤,每日1次。

(四)治疗

1. 西医治疗 根据原发病因确定高泌乳素血症的治疗方案

(1)垂体瘤:垂体泌乳素瘤多为良性肿瘤,恶性的极为罕见。绝大多数催乳激素微腺瘤不再继续增大,只有约7%的微腺瘤会继续生长。另外,部分催乳激素微腺瘤还会自然消退。催乳激素大腺瘤一般不会自然消失,如果不给予治疗往往会增大。催乳激素微腺瘤的治疗原则是根据患者的年龄及生理情况选择多巴胺激动药治疗、雌孕激素治疗或随访观察。年轻有生育要求者首选多巴胺激动药治疗。年轻无生育要求者,建议选择多巴胺激动药治疗;如患者不希望使用多巴胺激动药,可采用雌孕激素治疗。年龄较大者,可以不给予多巴胺激动药治疗,绝经后妇女一般定期随访即可。雌孕激素治疗的目的是补充雌激素,以免过早出现骨质丢失。目前临床上使用的多巴胺激动药有溴隐亭和卡麦角林。

(2)年轻的特发性高泌乳素血症:患者一般给予多巴胺激动药治疗,治疗时间一般维持在1年以上。年龄较大的患者可以不做任何治疗,仅仅是随访观察。如果患者有低雌激素血症患者,也可给予雌、孕激素治疗。

(3)原发性甲状腺功能减退:补充甲状腺素以后,即可自行缓解。

(4)药物引起的高催乳素血症:停药后可自行缓解。

2. 中医治疗

(1)中医辨证论治

①肝气郁结

主症:闭经或月经稀少,乳汁自溢或挤压而出,精神抑郁,喜叹气,胸胁乳房胀满疼痛,或小腹胀满,舌苔薄白,脉弦。

治则:疏肝解郁,理气调经。

方药:柴胡 12 克,枳壳 15 克,白芍 15 克,香附 10 克,陈皮 6 克,炙甘草 6 克。

用法:每日 1 剂,水煎服。

加减:乳房胀痛有结块,加青皮 10 克,夏枯草 15 克,荔枝核 30 克,橘核 30 克,以理气散结;肝郁化火,心烦易怒,口渴咽干,宜用丹栀逍遥散加减,以清肝泄热。

②肝肾亏损

主症:月经稀发或闭经,伴有溢乳,不孕,头晕耳鸣,精神不振,腰膝酸软,舌红苔少,脉细。

治则:滋养肝肾,调补冲任。

方药:菟丝子 15 克,杜仲 15 克,枸杞子 15 克,山茱萸 15 克,当归 12 克,熟地黄 15 克,山药 20 克,茯苓 20 克。

用法:每日 1 剂,水煎服。

加减:若五心烦热,咽干口燥,则去当归、熟地黄、杜仲,加生地黄 15 克,女贞子 15 克,墨旱莲 15 克,龟版 20 克,地骨皮 15 克,以滋阴清热。

③脾虚痰阻

主症:形体肥胖,月经稀发或闭经、不孕,乳汁自出或挤压而出,胸闷腹胀,纳呆便溏,舌淡胖,苔薄白或白腻,脉滑或缓滑。

治则:健脾燥湿,豁痰调经。

方药:苍术 15 克,香附 10 克,法半夏 12 克,茯苓 20 克,陈皮 6 克,胆南星 15 克,枳壳 12 克,神曲 15 克,生姜 6 克,甘草 6 克。

用法:每日 1 剂,水煎服。

加减:闭经,加当归 10 克,鸡血藤 30 克,以养血活血。

(2)验方

①生山楂 50 克,炒麦芽 30(或单味炒麦芽 60 克)。共煎水代茶饮,每日 1 剂。

②红花 15 克,山楂 30 克,白酒 250 毫升。将红花、山楂放入白酒中浸泡 1 周。每次饮 15～30 克,每日 2 次。根据酒量大小,以不醉为度,经前连用 3 个月。

(3)针灸治疗:取肝俞、三阴交、百会、气海、天枢、足三里、大赫。取穴以足阳明经、足三阴经穴为主。不孕者,加子宫;闭经者,加血海。平补平泻,留针 20 分钟。

第二章 孕产期疾病防治

一、妊娠剧吐

孕妇在早孕时出现头晕、倦怠、择食、食欲缺乏、轻度恶心呕吐等症状，称早孕反应。因恶心呕吐多在清晨空腹时较严重，故又称“晨吐”。早孕反应一般对生活与工作影响不大，不需特殊治疗，多在妊娠12周前后自然消失。少数孕妇早孕反应严重，恶心呕吐频繁，不能进食，影响身体健康，甚至威胁孕妇生命时，称妊娠剧吐。

（一）病因

至今还不十分清楚。鉴于早孕反应发展和消失的过程，恰与孕妇血绒毛膜促性腺激素值上升和下降的时间相吻合；葡萄胎、多胎妊娠的孕妇，血中绒毛膜促性腺激素值显著增高，早孕反应亦较重，甚至发生妊娠剧吐；而且在妊娠终止后，症状立即消失。因而目前多认为妊娠剧吐与血中绒毛膜促性腺激素水平增高关系密切。但症状的轻重，个体差异很大，不一定和绒毛膜促性腺激素成正比。临床上观察到有些神经系统功能不稳定、精神紧张的孕妇，妊娠剧吐多见，说明本病可能与大脑皮质及皮质下中枢功能失调，致使下丘脑自主神经系统功能紊乱有关。

(二)诊断要点

1. 临床表现

(1)妊娠剧吐多见于年轻初孕妇。一般在停经40日前后出现,初为早孕反应,逐渐加重,直至呕吐频繁不能进食,呕吐物中有胆汁或咖啡渣样物。

(2)由于严重呕吐,引起失水及电解质紊乱。

(3)由于长期饥饿,机体动用脂肪组织供给能量,导致脂肪代谢中间产物酮体的积聚,引起代谢性酸中毒。患者明显消瘦,极度疲乏,皮肤、黏膜干燥,眼球下陷,脉搏增快,体温轻度升高,甚至出现血压下降。

(4)眼底检查可发现视网膜出血。病情继续发展,患者可出现意识模糊及昏睡状态。

2. 辅助检查

(1)尿液检查:尿量减少、尿比重增加,出现尿酮体、蛋白尿及管型尿。

(2)血液检查:血红细胞计数及血细胞比容升高,血红蛋白升高,尿素、肌酐增高,胆红素、转氨酶升高等。

(3)其他检查:必要时还应行眼底检查及神经系统检查。

(三)生活调理

充分认识妊娠呕吐是一种生理现象,是妊娠期由于激素水平发生变化所致。应解除思想顾虑,保持轻松愉快的精神状态。适当休息,劳逸结合,保证充足的睡眠时间。调节好饮食质量及次数。

(四)饮食调养

1. 基本原则

(1)饮食应给高热能、高纤维素、清淡易消化,并富有营养的食物。

(2)应少食多餐,一次不宜吃饱,少吃或不吃油腻的食物,更不要吃气味特别的食物,以免诱发呕吐,影响食欲,加重病情。

(3)多吃新鲜蔬菜和水果,多进流质,如牛奶、果汁、米汤等,以补充足量的维生素和无机盐。

2. 药膳食疗方

(1)佛手 20 克,糯米 100 克,白糖 20 克。将佛手洗净,切成块,加水 1 000 毫升,用小火煮至水剩一半,去渣留汁,再加入淘净的糯米和适量的水,继续煮至成粥,再加入白糖调匀。每日早、中、晚分食。用于疏肝和胃止吐。

(2)芦根 50 克,黄芪 10 克,猪瘦肉 100 克。将芦根洗净,切成段,黄芪切成片,与瘦肉丁一起煨汤。去渣后,每日早、中、晚分次食用。用于补气养阴。

(五)治疗

1. 西医治疗

(1)镇静止吐:苯巴比妥 30 毫克,每日 3 次,口服;异丙嗪 25 毫克,每日 2～3 次,口服;氯丙嗪 25 毫克,每日 2 次,口服或肌内注射;氯氮革(利眠宁)10 毫克,每日 3 次,口服;复合维生素 B 或维生素 B_6 10～20 毫克,每日 3 次,口服;维生素 B_6 注射液 50 毫克,肌内注射。

(2)补充液体和无机盐。每日补充液体量不少于3 000毫升,尿量不少于1 000毫升。常用10%葡萄糖注射液及复方氯化钠注射液、10%氯化钾、维生素B_6注射液等。剧烈呕吐者,液体内可加入异丙嗪25毫克。

(3)纠正酸中毒:有代谢性酸中毒时,应输入碳酸氢钠或乳酸钠(用二氧化碳结合力作为指导用量的指标)。

(4)补充营养:伴有营养不良者,20%脂肪乳250~500毫升,或人血白蛋白10克,静脉滴注,每日或隔日1次。

(5)终止妊娠:极少数重症患者,经各种处理后无效且有下列指征者,如体温38℃以上,持续不退者;脉搏细数不规则,休息时每分钟120次者;黄疸现象剧增,血中胆红素增加至2~4毫克/毫升者;出现抽搐、谵妄、昏迷者;出现视神经炎、视网膜出血者,应终止妊娠。

2. 中医治疗

(1)中医辨证论治:本病辨证应注意观察了解呕吐物的性状(呕吐物的色、质、气味等)以助分辨疾病的寒热虚实。如呕吐酸水或苦水,或黄稠痰涎,其味酸臭者,多属热证、实证;呕吐清水涎痰,无酸腐气味者为虚证、寒证。再结合伴随呕吐而出现的兼症,舌脉综合分析,审证求因以辨证论治。本病的治疗原则,应以健脾化痰,调气和中,降逆止呕为主,禁用升散之品。

①脾胃虚弱

主症:妊娠早期,恶心,呕吐不食,恶闻食气,食入即吐,口淡,呕吐清涎或食糜,头晕,纳呆,神疲倦怠,嗜卧嗜睡,舌淡苔白,脉缓滑或细滑无力。

治则:健脾和胃,降逆止吐。

方药:党参15克,白术15克,茯苓10克,砂仁6克,生姜10克，法半夏10克，陈皮10克，木香6克，炙甘草6克。

用法：每日1剂，水煎服。

加减：若兼热，见口干喜饮，加黄芩10克，竹茹15克，以清热止吐；若兼血虚，见头晕、心悸，加当归10克，白芍15克，以养血和营。

②肝胃不和

主症：妊娠早期，恶心呕吐，恶闻食气，甚则食入即吐，口苦咽干，呕吐酸水或苦水，头晕而胀，胸胁胀痛，心烦急躁，嘈杂不安，溺黄便结而臭，唇干舌红，苔黄而干，脉弦滑数。

治则：调肝养胃，降逆止吐。

方药：紫苏叶12克，陈皮10克，竹茹15克，黄连6克，法半夏10克，乌梅10克。

用法：每日1剂，水煎服。

加减：呕吐甚伤津，舌红口干者，加沙参15克，以养胃阴；便秘者，加何首乌25克，麻子仁15克，以润肠通便。

③气阴两亏

主症：妊娠期呕吐频繁，而见精神萎靡，形体消瘦，双目无神，眼眶下陷，皮肤干燥，尿少，大便秘结，甚或发热，唇舌红干，苔少，脉细滑数无力。

治则：益气养阴，和胃止吐。

方药：太子参15克，麦冬15克，五味子10克，玄参10克，生地黄10克，玉竹15克，芦根15克，代赭石30克。

用法：每日1剂，水煎服。

加减：呕吐带血者，加海螵蛸12克，乌梅炭15克，藕节12克，以养阴清热，凉血止血。

(2)验方

①藿香9克,砂仁3克,太子参、半夏各9克,茯苓15克,陈皮6克,生姜3片。每日1剂,水煎服。健脾和中,调气降逆。适用于胃虚型恶阻。

②紫苏叶9克,黄连、竹茹、黄芩、陈皮各6克,姜半夏、白芍各9克,川续断、桑寄生各12克。每日1剂,水煎服。清肝和胃,调气止吐。

③伏龙肝(烧柴草灶心土最佳,烧煤者不可用)100毫克,水煎,代茶饮。

(3)推拿疗法:一指禅推或揉风府、哑门、膻中、足三里穴,按揉内关、关冲穴。

(4)艾灸疗法:用艾条灸内关穴,每日1~2次,时间选在晨起后效果更好。

(5)穴位注射疗法:药物取维生素B_6 50毫克/2毫升;维生素B_1 100毫克/2毫升。穴位取天突、中脘、内关。每穴位交替注射上述药物0.5毫升,每日1次,5日为1个疗程。

二、习惯性流产

妊娠不满28周,胎儿体重不足1000克而终止妊娠称流产。如连续自然流产≥3次,称习惯性流产。自然流产的主要症状为停经后出现阴道出血及腹痛。出血是胎盘绒毛与底蜕膜分离,血窦破裂而引起。出血量的多少,以分离面积的大小而不同。分离后的胎盘组织及血块可刺激宫壁引起宫缩,产生阵发性的下腹痛,促使宫口扩张,排出胎儿及胎盘。

(一)病因

1. 遗传基因缺陷 早期自然流产时,染色体异常的胚胎占50%~60%,多为染色体数目异常,其次为染色体结构异常。数目异常有三体、三倍体及x单体等;结构异常有染色体断裂、倒置、缺失和易位。染色体异常的胚胎多数结局为流产,极少数可能继续发育成胎儿,但出生后也会发生某些功能异常或合并畸形。若已流产,妊娠产物有时仅为一空孕囊或已退化的胚胎。

2. 环境因素 影响生殖功能的外界不良因素很多,可以直接或间接对胚胎或胎儿造成损害。过多接触某些有害的化学物质(如砷、铅、苯、甲醛、氯丁二烯、氧化乙烯等)和物理因素(如放射线、噪声及高温等),均可引起流产。

3. 母体因素

(1)全身性疾病:妊娠期患急性病,高热可引起子宫收缩而致流产;细菌毒素或病毒(单纯疱疹病毒、巨细胞病毒等)通过胎盘进入胎儿血液循环,使胎儿死亡而发生流产。此外,孕妇严重贫血或心力衰竭可致胎儿缺氧,也可能引起流产。孕妇患慢性肾炎或高血压,胎盘可能发生梗死而引起流产。

(2)生殖器官疾病:孕妇因子宫畸形(如双子宫、纵隔子宫及子宫发育不良等)、盆腔肿瘤(如子宫肌瘤等),均可影响胎儿的生长发育而导致流产。宫颈内口松弛或宫颈重度裂伤,易因胎膜早破发生晚期流产。

(3)内分泌失调:黄体功能不足往往影响蜕膜、胎盘而发生流产。甲状腺功能低下者,也可能因胚胎发育不良而流产。

(4)创伤:妊娠期特别是妊娠早期时行腹部手术或妊娠

中期外伤，可刺激子宫收缩而引起流产。

4. 胎盘内分泌功能不足 妊娠早期时，卵巢的妊娠黄体分泌孕激素外，胎盘滋养细胞亦逐渐产生孕激素。妊娠8周后，胎盘逐渐成为产生孕激素的主要场所。除孕激素外，胎盘还合成其他激素如绒毛膜促性腺激素、胎盘生乳素及雌激素等。早孕时，上述激素下降，妊娠将难以继续而致流产。

5. 免疫因素 妊娠犹如同种异体移植，胚胎与母体间存在复杂而特殊的免疫学关系，这种关系使胚胎不被排斥。若母儿双方免疫不适应，则可引起母体对胚胎的排斥而致流产。有关免疫因素主要有父方的组织相容性抗原、胎儿特异抗原、血型抗原、母体细胞免疫调节失调、孕期母体封闭抗体不足及母体抗父方淋巴细胞的细胞毒抗体不足等。

(二)诊断要点

1. 临床表现

(1)主要症状：阴道出血和腹痛是流产的主要症状。阴道出血发生在妊娠12周以内流产者，开始时绒毛与蜕膜分离，血窦开放，即开始出血。当胚胎完全分离排出后，由于子宫收缩，出血停止。早期流产的全过程均伴有阴道出血；晚期流产时，胎盘已形成，流产过程与早产相似，胎盘继胎儿娩出后排出，一般出血不多，特点是往往先有腹痛，然后出现阴道出血。流产时腹痛系阵发性宫缩样疼痛，早期流产出现阴道出血后，胚胎分离及宫腔内存有的血块刺激子宫收缩，出现阵发性下腹疼痛，特点是阴道出血往往出现在腹痛之前。晚期流产则先有阵发性子宫收缩，然后胎盘剥离，故阴道出血出现在腹痛之后。流产时检查子宫大小、宫颈口是否扩张及是否破膜，根据妊娠周数及流产过程不同而异。

(2)流产分类

①先兆流产。出血少，腹痛轻，子宫大小与妊娠月份相符，宫口未开，羊膜囊未破，妊娠试验阳性，有继续妊娠的可能。

②难免性流产。出血较多，阵发性腹痛，宫口已开大，有时可见胚胎组织堵塞子宫口，子宫与妊娠月份相符或稍小，妊娠试验多阳性，已不可能继续妊娠。

③不全流产。阴道出血多，甚至可引起休克。有部分胚胎或胎盘残留在宫腔内，子宫较妊娠月份小，妊娠试验阴性。

④完全流产。胚胎及胎盘已全部排出，此时出血少，宫口闭合，子宫呈正常大小或略大，妊娠试验阳性，亦可以是阴性

⑤稽留流产。指胚胎或胎儿已死亡，滞留宫腔内尚未排出。孕妇多有早期妊娠先兆流产经过，此后子宫不再增大，反而缩小，妊娠反应消失，可反复出现阴道出血，量时多时少，妊娠试验阴性。

⑥流产感染。流产过程中，若阴道出血时间长，有妊娠组织残留于宫腔内，有可能引起宫腔感染，严重时感染可扩展到盆腔、腹腔甚至全身，并发盆腔炎、腹膜炎、败血症及感染性休克等。患者除有流产症状外，亦有高热、腹痛、阴道分泌物有臭味、下腹部压痛明显。

2. 辅助检查

(1)B型超声显像：目前应用较广，对鉴别诊断与确定流产类型有实际价值。对疑为先兆流产者，可根据妊娠囊的形态、有无胎心反射及胎动，确定胚胎或胎儿是否存活，以指导正确的治疗方法。不全流产及稽留流产等均可借助B型超

声检查加以确定。

(2)妊娠试验:用免疫学方法,近年临床多用试纸法,对诊断妊娠有意义。为进一步了解流产的预后,多选用放射免疫法或酶联免疫吸附试验进行绒毛膜促性腺激素的定量测定。

(3)其他激素测定:其他激素主要有血黄体酮的测定,可以协助判断先兆流产的预后。

(三)生活调理

查找流产的原因,进行治疗。避免过度的紧张情绪,要劳逸结合,保证充分的睡眠。增加营养。

(四)饮食调养

1. 基本原则

(1)多食用新鲜蔬菜、水果及鱼类,以保证维生素、微量元素和蛋白质的摄入。

(2)禁食油腻、生冷食物,如肥肉、油炸花生仁、凉拌生菜等。禁用辛辣有刺激的食物,如辣椒、芥末、咖啡、酒等。

2. 药膳食疗方

(1)桑寄生 50 克,鸡蛋 4 个。将桑寄生和鸡蛋一起放入锅中煮,鸡蛋熟后敲破,再煮 10 分钟,使药汁浸入鸡蛋内。喝汤,吃鸡蛋,每日 2 次。用于补肾安胎。

(2)苎麻根、川续断各 15 克,杜仲 20 克,山药 50 克,糯米 250 克,植物油、食盐各适量。将苎麻根、川续断、杜仲洗干净单包,与山药、糯米一起煮成粥,然后去药包,加植物油、食盐调味。每日分 2 次,温服。用于补肝肾,益气血,安胎气。

(五)治疗

1. 西医治疗 受孕前男女双方应详细检查,包括生殖器官检查及必要的实验室检查,有条件时做染色体检查,以找出病因。因子宫颈内口松弛所致的晚期习惯性流产者,应在妊娠12~18周行宫颈内口环扎术,于妊娠足月或临产时拆线。黄体功能不良者,在妊娠后用黄体酮20毫克,肌内注射,每日1次;或用绒毛膜促性腺激素2000单位,肌内注射,隔日1次,至妊娠10~12周,或持续到超过原来流产的月份。有子宫肌瘤者,可做子宫肌瘤摘除术;子宫畸形者,应手术矫正后再怀孕;有生殖道炎症者,应做细菌检查和药敏试验,根据检查结果用药。

2. 中医治疗

(1)中医辨证论治:临证时,应根据阴道出血的色、质,腹痛情况,结合兼症、舌脉、病史辨证。一般而言,阴道出血量少、色淡、质稀多属虚;流血量少、色鲜红或紫红、质稠多为血热;辨血色黯有块多属瘀血。治疗以安胎为主。根据不同的证型分别采用补肾扶脾,益气清热等法。用药不能过于滋腻、温燥、苦寒,以免碍胎。

①脾肾虚弱

主症:腰酸膝软,头晕耳鸣,精神萎靡,夜尿频多,目眶暗黑,或面色晦暗,肢软疲乏,纳差便溏,舌质淡或淡暗,苔薄白,脉沉弱。

治则:补肾健脾,益精养血。

方药:菟丝子20克,川续断15克,杜仲15克,鹿角霜15克,当归10克,熟地黄15克,枸杞子20克,阿胶10克,党参

30克，白术15克，大枣10枚，砂仁6克。

用法：每日1剂，水煎服。

②气血虚弱

主症：面色苍白或萎黄，身体疲乏，头晕肢软，心悸气短，舌质淡，苔薄白，脉细弱。

治则：益气养血安胎。

方药：人参30克，黄芪20克，白术20克，炙甘草3克，当归10克，白芍15克，熟地黄15克，砂仁6克，川续断15克，黄芩10克，糯米10克。

用法：每日1剂，水煎服。

(2)验方

①党参、熟地黄各30克，炒白术25克，炒山药15克，炒杜仲6克，炒扁豆9克，山茱萸、续断、桑寄生各10克，枸杞子15克，陈皮10克，炙甘草6克。每日1剂，水煎服，连用1～2个月。健脾补肾，止痛安胎。

②菟丝子30克，桑寄生25克，党参20克，山药10克，白芍15克，川续断10克，阿胶(烊化)15克，甘草10克。每日1剂，水煎服，连用1～2个月。补肾健脾，养血安胎。

(3)其他疗法

①针灸治疗。针刺神门、少海、足三里、内庭、阳池、支沟等穴。

②耳针疗法。取胃、脾、肾穴，压针治疗。

三、异位妊娠

正常妊娠时，受精卵着床于子宫体腔内膜。当受精卵在子宫体腔以外着床，称异位妊娠，习称宫外孕。异位妊娠是妇产科常见的急腹症之一，若不及时诊断和积极抢救，可危及生命。异位妊娠包括输卵管妊娠、卵巢妊娠、腹腔妊娠、阔韧带妊娠及宫颈妊娠等。

(一)病因

1. 输卵管炎症 可分为输卵管黏膜炎和输卵管周围炎。两者均为输卵管妊娠的常见病因。输卵管黏膜炎严重者可引起管腔完全堵塞而致不孕，轻者尽管管腔未全堵塞，但黏膜皱褶发生粘连使管腔变窄，或纤毛缺损影响受精卵在输卵管内正常运行，中途受阻而在该处着床。输卵管周围炎病变主要在输卵管的浆膜层或浆肌层，常造成输卵管周围粘连，输卵管扭曲，管腔狭窄，管壁肌蠕动减弱，影响受精卵运行。淋菌及沙眼衣原体所致的输卵管炎常累及黏膜，而流产或分娩后感染往往引起输卵管周围炎。结核性输卵管炎病变重，治愈后多造成不孕，偶尔妊娠，约 1/3 为输卵管妊娠。

结节性输卵管峡部炎是一种特殊类型的输卵管炎。该病变系由于输卵管黏膜上皮呈憩室样向峡部肌壁内伸展，肌壁发生结节性增生，使输卵管近端肌层肥厚，影响其蠕动功能，导致受精卵运行受阻，容易发生输卵管妊娠。

2. 输卵管手术 曾患过输卵管妊娠的妇女，再次发生输卵管妊娠的可能性较大。由于原有的输卵管病变或手术操作的影响，不论何种手术(输卵管切除或保守性手术)后再次输卵管妊娠的发生率为 10%～20%。输卵管绝育术后若形成输卵管瘘管或再通，均有导致输卵管妊娠的可能，尤其是腹腔镜下电凝输卵管绝育及硅胶环套术。因不孕经接受过输卵管分离粘连术，输卵管成形术(如输卵管吻合术、输卵管开口术等)手术使不孕患者有机会获得妊娠，同时也有发生输卵管妊娠的可能。

3. 放置宫内节育器与异位妊娠发生的关系 随着宫内节育器的广泛应用，异位妊娠发生率增高，其原因可能是由于使用宫内节育器后的输卵管炎所致。宫内节育器本身并不增加异位妊娠的发生率，但若宫内节育器避孕失败而受孕时，则发生异位妊娠的机会较大。

4. 输卵管发育不良或功能异常 输卵管发育不良常表现为输卵管过长、肌层发育差、黏膜纤毛缺乏。其他还有双输卵管、憩室或有副伞等，均可成为输卵管妊娠的原因。输卵管功能(包括蠕动、纤毛活动及上皮细胞的分泌)受雌、孕激素的调节。若调节失败，影响受精卵的正常运行。此外，精神因素可引起输卵管痉挛和蠕动异常，干扰受精卵的运送。

5. 受精卵游走 卵子在一侧输卵管受精，受精卵经宫腔或腹腔进人对侧输卵管称受精卵游走。移行时间过长，受精卵发育增大，即可在对侧输卵管内着床形成输卵管妊娠。

6. 其他 输卵管周围肿瘤(如子宫肌瘤或卵巢肿瘤)的压迫，有时影响输卵管管腔通畅，使受精卵运行受阻；子宫内膜异位症可增加受精卵着床于输卵管的可能性。

(二)诊断要点

1. 临床表现 输卵管妊娠的临床表现与受精卵着床部位、有无流产或破裂及出血量多少与时间长短等有关。

(1)症状

①停经。除输卵管间质部妊娠停经时间较长外，多有

6～8周停经。有20%～30%患者无明显停经史，可能因未仔细询问病史，或将不规则阴道出血误认为末次月经，或由于月经仅过期几日，不认为是停经。

②腹痛。是输卵管妊娠患者就诊的主要症状。输卵管妊娠发生流产或破裂之前，由于胚胎在输卵管内逐渐增大，输卵管膨胀而常表现为一侧下腹部隐痛或酸胀感。当发生输卵管流产或破裂时，患者突感下腹部撕裂样疼痛，常伴有恶心、呕吐。若血液局限于病变区，主要表现为下腹部疼痛，当血液积聚于直肠子宫陷凹处时，出现肛门坠胀感。随着血液由下腹部流向全腹，疼痛可由下腹部向全腹部扩散，血液刺激膈肌时，可引起肩胛部放射性疼痛。

③阴道出血。胚胎死亡后，常有不规则阴道出血，色暗红或深褐，量少呈点滴状，一般不超过月经量，少数患者阴道出血量较多，类似月经。阴道出血可伴有蜕膜管型或蜕膜碎片排出，系子宫蜕膜剥离所致。阴道出血一般常在病灶除去后，方能停止。

④晕厥与休克。由于腹腔急性内出血及剧烈腹痛，轻者出现晕厥；严重者出现失血性休克。出血量越多越快，症状出现也越迅速、越严重，但与阴道出血量不成正比。

⑤腹部包块。当输卵管妊娠流产或破裂所形成的血肿时间较久者，因血液凝固与周围组织或器官（如子宫、输卵管、卵巢、肠管或大网膜等）发生粘连形成包块，包块较大或位置较高者，可于腹部扪及。

（2）体征

①一般情况。腹腔内出血较多时，呈贫血貌。大量出血时，患者可出现面色苍白、脉快而细弱、血压下降等休克表

现。体温一般正常，出现休克时体温略低，腹腔内血液吸收时体温略升高，但不超过38℃。

②腹部检查。下腹有明显压痛及反跳痛，尤以患侧为著，但腹肌紧张轻微。出血较多时，叩诊有移动性浊音。有些患者下腹部可触及包块，若反复出血并积聚，包块可不断增大变硬。

③盆腔检查。阴道内常有少量血液，来自宫腔。输卵管妊娠未发生流产或破裂者，除子宫略大较软外，仔细检查可能触及胀大的输卵管及轻度压痛。输卵管妊娠流产或破裂者，阴道后穹饱满，有触痛。宫颈举痛或摇摆痛明显，将宫颈轻轻上抬或向左右摇动时引起剧烈疼痛，此为输卵管妊娠的主要体征之一，是因加重对腹膜的刺激。子宫稍大而软。内出血多时，检查子宫有漂浮感。子宫一侧或其后方可触及肿块，其大小、形状、质地常有变化，边界多不清楚，触痛明显。病变持续较久时，肿块机化变硬，边界亦渐清楚。输卵管间质部妊娠时，子宫大小与停经月份基本符合，但子宫不对称，一侧角部突出，破裂所致的征象与子宫破裂极相似。

2. 辅助检查

(1)β-绒毛膜促性腺激素测定：目前已是早期诊断异位妊娠的重要方法。异位妊娠时，患者体内绒毛膜促性腺激素水平较宫内妊娠低，需采用灵敏度高的放射免疫法测定血β-绒毛膜促性腺激素并行定量测定，对非手术治疗的效果评价具有重要意义。

(2)B型超声诊断：对诊断异位妊娠有帮助。阴道B型超声检查较腹部B型超声检查准确性高。异位妊娠的声像特点:子宫虽增大但宫腔内空虚,宫旁出现低回声区。该区若查出胚芽及原始心跳搏动,可确诊异位妊娠。

(3)阴道后穹穿刺:是一种简单可靠的诊断方法,适用于疑有腹腔内出血的患者。已知腹腔内出血最易积聚在直肠子宫陷凹,即使血量不多,也能经阴道后穹穿刺抽出血液。抽出暗红色不凝固血液,说明有血腹症存在。陈旧性宫外孕时,可以抽出小血块或不凝固的陈旧血液。若穿刺针头误入静脉,则血液较红,将标本放置10分钟左右,即可凝结。无内出血、内出血量很少、血肿位置较高或直肠子宫陷凹有粘连时,可能抽不出血液,因而后穹穿刺阴性不能否定输卵管妊娠存在。

(4)腹腔镜检查:该检查有助于提高异位妊娠的诊断准确性,尤其适用于输卵管妊娠尚未破裂或流产的早期患者,并适用于与原因不明的急腹症鉴别。大量腹腔内出血或伴有休克者,禁做腹腔镜检查。在早期异位妊娠患者,可见一侧输卵管肿大,表面紫蓝色,腹腔内无出血或有少量出血。

(5)子宫内膜病理检查:现很少依靠诊断性刮宫协助诊断,诊刮仅适用于阴道流血量较多的患者,目的在于排除宫内妊娠流产。将宫腔排出物或刮出物做病理检查,切片中见到绒毛,可诊断为宫内妊娠,仅见蜕膜未见绒毛有助于诊断异位妊娠。

(三)饮食调节

1. 基本原则

(1)宜高蛋白、高能量、高纤维饮食,以增加营养。

(2)禁忌辛辣和生冷食物。

2. 药膳食疗方

(1)红藤、皂角刺各 20 克，丝瓜络 30 克，地龙 10 克，路路通、天花粉各 20 克，蜂蜜 50 毫升。将上药洗净后加用适量凉水浸泡 3 小时后，煎成浓汁约 100 毫升，用纱布过滤，再加入蜂蜜调匀，每日分 2 次饮用。用于清热解毒，活血化瘀，通络散结杀胚。

(2)小茴香 2 克，红花 10 克。上药洗净后加入适量水浸泡，大火煮开后，文火煮 30 分钟，纱布过滤即可。代茶饮，每日 1 剂。用于活血化瘀，行气止痛。

(四)治疗

1. 西医治疗

(1)手术治疗：有大量内出血时，在输血补液抢救休克的同时，立即手术治疗。手术方式根据具体情况决定，可以做病灶切除、病灶清除加输卵管造口、病灶切除加输卵管吻合术。

(2)非手术治疗

①化学药物治疗。适应证是患者一般情况良好，无活动性内出血，盆腔包块＜4 厘米，血 β-绒毛膜促性腺激素＜2 000 单位/升，可用甲氨蝶呤(MTX)。方案有每日每千克体重 0.4 毫克，肌内注射，5 日为 1 个疗程；单次给药剂量为每千克体重 1 毫克或每平方米体表面积 50 毫克，在治疗第四日和第七日测血 β-促绒毛膜性腺激素，治疗后血 β-促绒毛膜性腺激素下降＜15％，应重复剂量治疗。复查 β-促绒毛膜性腺激素降至 5 单位/升，一般需 3～4 周。同时，B 超检测盆腔包块的变化。

②期待疗法。少数输卵管妊娠可能发生自然流产而被吸收，症状较轻无须手术或药物治疗。条件是腹痛轻，出血少，能及时就诊，输卵管妊娠包块＜3 厘米，血 β-促绒毛膜性腺激素＜1 000 单位/升。

2. 中医治疗 本病属于小腹血瘀，不通则痛的实证。治宜活血化瘀消癥。

(1)未破损期

①胎元阻络型

主症：可有停经或不规则阴道出血，一般无其他明显临床表现，人体绒膜促性腺激素阳性，或经 B 超证实为输卵管妊娠，但未破损，舌脉可无明显异常。

治则：活血化瘀杀胚。

方药：宫外孕Ⅰ号方。丹参 15 克，赤芍 15 克，桃仁 15 克，天花粉 20 克，紫草 15 克，蜈蚣(去头、足)3 条。

用法：每日 1 剂，水煎服。

加减：有腹胀、便秘者，可加延胡索 15 克，川楝子 10 克，枳壳 12 克，大黄 6 克。

②胎瘀阻滞型

主症：可有停经或不规则阴道出血，余可无明显的临床表现，腹痛减轻或消失，可有小腹坠胀不适，切诊或小腹有局限性包块，人体绒膜促性腺激素阴性，舌质暗，脉弦细涩。

治则：化瘀消癥。

方药：宫外孕Ⅱ号方。丹参 15 克，赤芍 15 克，桃仁 15 克，三棱 15 克，莪术 15 克，田七片 10 克，九香虫 6 克，水蛭 6 克。

用法：每日 1 剂，水煎服。

加减：气虚者，加黄芪 20 克，党参 20 克；腹胀者，加枳壳

12克，川楝子10克。

(2)破损期

①休克型

主症：下腹剧痛拒按，面色苍白，四肢厥凉，冷汗淋漓，烦躁不安或表情淡漠，脉微欲绝或细数无力，血压下降或不稳定。

治则：活血祛瘀，回阳救逆。

方药：参附生脉散合宫外孕Ⅰ号方。人参50克，附子10克，麦冬20克，五味子20克，丹参15克，赤芍15克，桃仁9克。

用法：每日1剂，水煎服。

加减：休克严重者，应立即输液、输血、吸氧和补充血容量等急救措施。

②不稳定型

主症：腹痛拒按逐渐减轻，可触及界限不清之包块，或有少量阴道出血，血压较稳定，脉细缓。

治则：活血消癥。

方药：丹参15克，赤芍15克，桃仁15克，天花粉20克，紫草15克，蜈蚣(去头、足)3条，党参15克，黄芪20克，鸡血藤30克。

用法：每日1剂，水煎服。

加减：有腹胀、便秘者，加延胡索15克，川楝子10克，枳壳12克，大黄6克；有热象者，加败酱草20克，紫花地丁15克，蒲公英15克。

③包块型

主症：随着血肿包块形成，腹痛逐渐减轻，有时可出现下腹坠痛和便意，脉细涩。

治则：消癥散结。

方药：宫外孕Ⅱ号方，加土鳖虫9克，水蛭3克。

用法：每日1剂，水煎服。

加减：包块表浅者，可外敷消癥散结：千年健、追地风、羌活、独活、川椒、血竭、乳香、没药各60克，续断、白芷、五加皮、桑寄生、赤芍、当归尾各120克，艾叶500克，透骨草250克。上药共研末，每500克为1份，装入纱布袋中，封口，蒸15分钟，趁热外敷，每日1～2次，10日为1个疗程。热实者，于主方中加大黄、芒硝各3～9克，大黄后下，芒硝分2～3次包，冲服，大便通后，减去大黄和芒硝；寒实者，附子9克，高丽参、干姜、吴茱萸、狼毒（醋炒）、巴豆霜各3克，上药共研细末，炼蜜为丸，如豌豆大，每服3～4粒；寒热夹杂者，可用大黄，芒硝佐肉桂；胃脘胀痛者，可加枳实、厚朴各3～9克。

四、母儿血型不合

当胎儿携带从父方遗传而母方缺乏的某种红细胞抗原时，在妊娠或分娩过程中这种抗原通过某种途径（如流产、胎盘早剥、人工剥离胎盘术、剖宫产、诊断性绒毛穿刺等）渗漏进入母体血液循环中，这种现象称母-儿血液交换。当渗入母体的抗原达到一定量时，可以刺激母体的免疫系统产生相应的红细胞抗体。再次妊娠时，如果胎儿携带这种抗原，就会与母血中的抗体产生抗原抗体反应，使胎儿红细胞大量破坏，产生宫内溶血性贫血及出生后的新生儿溶血病。

（一）病因

母儿血型不合，主要有ABO血型和Rh血型不合两大类。抗原主要由ABO血型不合较多见，大多发生在孕妇血型为O型，胎儿血型为A型或B型时，孕妇可为胎儿的A或B抗原所致敏，而产生抗体。这种抗体通过胎盘进入胎儿血液，可使胎儿红细胞凝集破坏从而引起溶血。此外，输血、流产等都可能输进抗原，而使母体致敏。所以，ABO溶血可以发生在第一胎。不过，一般病情轻，危害性较小。当母亲为Rh阴性、胎儿为Rh阳性时，母亲可被Rh致敏产生抗体，而使母亲致敏。分娩次数越多，进入母体的抗原量越多，抗体的产生也越多，胎儿、新生儿溶血的机会也愈大，病情也愈加严重。因此，凡过去分娩有死胎、死产，或新生儿溶血病史者，要警惕母儿血型不合。再孕前，夫妻双方必须做ABO血型和Rh血型的测定。

(二)诊断要点

1. 临床表现 在胎儿期出现重度贫血、血肿；重症者出现全身水肿、腹水、肺水肿、胎盘水肿，甚至胎死宫内。

2. 辅助检查 产前常规进行配偶双方的血型ABO和Rh血型鉴定。

(1)母血中抗体测定：可发现有ABO抗体或Rh抗体；羊水中胆红素测定可发现有胆红素不同水平的升高。

(2)B超检查：严重病例可表现为典型的胎儿水肿状态；胎儿胸腹腔内积液、头皮水肿、心脏扩大、肝大、胎盘水肿增厚。B超引导下的脐带穿刺可早期鉴定胎儿血型，测定脐血中的胆红素水平。

(3)产后检查：可见胎盘明显水肿，增大增厚，苍白；新生儿贫血貌，全身水肿。

（三）生活调理

避免计划外妊娠。Rh血型不合所致的胎儿溶血多发生于再次妊娠时，随着妊娠次数的增加，其抗体效价升高，溶血程度加重。应尽量避免生育前的人工流产，以免增加本病的危险。避免外伤。

（四）饮食调养

1. 基本原则 饮食宜清淡，多食玉米须、莴苣、绍菜、金针菜、芹菜、马蹄、藕汁、黄瓜、西瓜、冬瓜等清热利湿、利小便之品。

2. 药膳食疗方

（1）赤小豆50克，薏苡仁100克，白茯苓粉20克，白糖少许。赤小豆浸泡半日，与薏苡仁共煮粥，赤小豆煮烂后，加白茯苓粉再煮成粥，入白糖搅匀即可。每日2～3次，连服5～7日。

（2）茵陈（除杂质、切碎）20克，大枣（洗净、掰碎）5枚，干姜3克，益母草9克，红糖30克。将茵陈、大枣、干姜、益母草一并加水煎煮50分钟，去渣取汁，对入红糖溶化，凉温。上为1日量，分次服完，孕后经常服用。

（五）预防

计划妊娠前，夫妇双方检查血型。如女方为O型，而男方为A、B或AB型；或女方Rh为阴性，而男方为Rh阳性，则有可能发生母儿血型不合，应在妊娠后动态观察血型抗体。若孕妇血清抗A、抗B、或抗Rh抗体阳性，则要注意其效价变化，进行治疗和进一步的检查。

Rh 母儿血型不合的孕妇，间接抗人球蛋白试验阴性者，可分别于妊娠 28 周、34 周、产后 72 小时内，肌内注射抗 D 丙种免疫球蛋白 300 微克。羊水穿刺、流产、早产后孕妇也应注射抗 D 免疫球蛋白，以便保护母亲和下一次妊娠。

(六)治疗

1. 西医治疗

(1)注射抗 D 丙种球蛋白：对 Rh 血型阴性的母亲，在任何有可能造成母-儿血液交换的情况下，如人工流产、胎盘早剥、羊水或脐带穿刺等手术的同时，给抗 D 丙种球蛋白 300 微克，肌内注射，可中和可能进入母体的抗原，避免母体抗体的产生。产后 72 小时内肌内注射抗 D 丙种球蛋白 300 微克，以中和进入母体的 Rh 阳性抗原。

(2)光照疗法：波长 425～475 纳米的蓝光照射后，能明显加速间接胆红素水解成双吡咯和胆绿素从尿液中排出。如果光照后胆红素不下降，提示病情严重，应考虑换血。

(3)血浆置换指征：严重贫血、水肿或腹水、肝脾大，出生后 72～96 小时的胆红素值，成熟儿达 342 微摩/升，早产儿达 257 微摩/升；经中西医治疗效果不显，出现早期胆红素病症状；对缺氧、酸中毒或低蛋白血症者应将换血指征放宽。

2. 中医治疗

(1)中医辨证论治：主要根据全身症状，并结合舌脉辨其寒热虚实。治疗以固冲安胎为总则。安胎之法，应根据临床上不同证型分别采取调理冲任、清热利湿、活血养血等治法，并结合其体质，佐以补肾固冲，益气养血等法治之。

①湿热证

主症：有堕胎、小产、死胎或新生儿黄疸史。脘腹痞闷，口苦，带下量多，色黄，尿黄，便秘，舌苔黄腻，脉滑数。

治则：清热解毒，利湿安胎。

方药：茵陈 15 克，制大黄 6 克，栀子 12 克。

用法：每日 1 剂，水煎服。

加减：热甚者，加黄柏 10 克，黄连 6 克；兼有肾虚，平素腰膝酸软，头晕耳鸣，或孕后小便频数，孕后诸症加重，舌质淡黯，苔白腻，脉沉弱。宜补肾和营，利湿固冲。用茵陈寄生汤（经验方：桑寄生 15 克，杜仲 15 克，续断 15 克，当归 10 克，白芍 15 克，茵陈 15 克，黄芩 12 克，焦栀子 12 克）。

②瘀热内结证

主症：有堕胎、小产、死胎或新生儿黄疸史。口干，烦躁，舌暗红，脉弦。

治则：活血化瘀。

方药：益母草 30 克，当归 10 克，白芍 12 克，木香 3 克。

用法：每日 1 剂，水煎服。

加减：若腰膝酸软，手足心热，兼见肾阴虚者，加女贞子 15 克，墨旱莲 20 克，以滋补肾阴，清热安胎；若妊娠期间，阴道出血，腰腹疼痛者，去益母草，加桑寄生 15 克，续断 15 克，阿胶 10 克，以补肾止血安胎。

(2)验方

①茺蔚子 5 克，当归 2.5 克，川贝母粉 1.8 克，白芍 2.4 克，广木香 1.5 克，山药 60 克，粳米 60 克，白糖适量。加水先煎前 5 味药，去渣取汁，加山药、粳米煮成粥，可加白糖。可在孕后即开始食用，每日 1 剂，分早晚服；孕 3 个月以后改

为隔日1剂，直至足月。

②当归、川芎各4.5克，厚朴、艾叶各2克，荆芥穗、生黄芪各2.5克，羌活、甘草各1.5克，枳壳3克，白芍3.5克，生姜3片，菟丝子3克，小米60克，川贝母粉3克。将前12味药入沙锅，加水适量先煎，去渣取汁，入小米煮成稀粥，入川贝母粉拌匀即可。习惯性流产妇女怀孕前1个月开始每日服1剂，至孕3月后改为隔1～2日1剂，直至分娩为止。

五、胎儿生长受限

胎儿生长受限(FGR)系指足月胎儿体重<2 500克，或体重低于同孕周平均胎儿体重的第10百分位数以下，或低于平均体重的2个标准差，其发生率为3%～10%。

(一)病因

1. 孕妇因素 最常见，占50%～60%。

(1)营养因素：孕妇偏食、妊娠剧吐、摄入蛋白质及维生素不足，出生体重与母体血糖水平呈正相关。

(2)妊娠病理：如妊娠高血压综合征、多胎妊娠、前置胎盘、胎盘早剥、过期妊娠、妊娠期肝内胆汁淤积症等。

(3)妊娠并发症：如心脏病、慢性高血压、肾炎、贫血等，使胎盘血流量减少，灌注下降而导致。

(4)其他：孕妇年龄、地区、体重、身高、吸烟、吸毒、酗酒等，以及缺乏微量元素锌、宫内感染(如TORCH综合征)等。

2. 胎儿因素

(1)胎儿遗传性疾病,21、18 或 13 三体综合征,三倍体畸形等。

(2)胎儿本身发育缺陷、胎儿代谢功能紊乱、各种生长因子缺乏、胎儿宫内感染、接触放射线等。

3. 胎盘、脐带因素 胎盘异常,脐带过长、过细,脐带扭转、打结等。

(二)诊断要点

1. 临床表现

(1)内因性匀称型:属于原发性胎儿生长受限。抑制生长的因素在受孕时或在妊娠早期,致胎儿内部异常,或由遗传因素引起。体重、身长、头径均相称,但小于该孕龄正常值。外表无营养不良表现,器官分化或成熟度与孕龄相符,但各器官的细胞数均减少,脑重量轻;胎盘小,细胞数少,胎儿无缺氧表现;半数胎儿有先天畸形,预后不良;产后新生儿脑神经发育障碍,伴小儿智力障碍。

(2)外因性不匀称型:属于继发性胎儿生长受限,孕早期胚胎发育正常,至孕晚期才受到有害因素的影响。如合并妊娠高血压综合征、高血压、糖尿病、过期妊娠,致使胎盘功能不全。新生儿发育不匀称,身长、头径与孕龄相符而体重偏低。外表呈营养不良或过熟儿状态,各器官细胞数正常,但细胞体积缩小,以肝脏为著。胎盘体积正常,常有梗死、钙化、胎膜黄染等。出生时新生儿常伴有低血糖。

(3)外因性匀称型:为上述两型之混合型,多由母儿双方的影响和缺乏叶酸、氨基酸、微量元素或有害药物的影响。

致病因素虽是外因，但在整个妊娠期间均发生影响。身长、体重、头径相称，但均较小，外表有营养不良表现，各器官体积均缩小，胎盘小，外表正常。宫内缺氧不常见，存在代谢不良；60%病例脑细胞数减少；新生儿常有明显的生长与智力障碍。

2. 辅助检查

(1)B型超声测量

①胎头双顶径。正常孕妇孕早期每周平均增长3.6～4.0毫米，孕中期2.4～2.8毫米，孕晚期2.0毫米。若能每周连续测量胎儿双顶径，观察其动态变化。发现每周增长<2.0毫米，或每3周增长<4.0毫米，或每4周增长<6.0毫米，于妊娠晚期双顶径每周增长<1.7毫米，均应考虑有胎儿生长受限的可能。

②测头围与腹围比值(HC/AC)。胎儿头围在孕28周后生长减慢，而胎儿体重仍按原速度增长，故只测头围不能准确反映胎儿生长发育的动态变化，应同时测量胎儿腹围和头围，比值小于正常同孕周平均值的第10百分位数，即应考虑可能为胎儿生长受限，有助于估算不匀称型胎儿生长受限。

③羊水与胎盘成熟度。多数胎儿生长受限出现羊水过少、胎盘老化的B型超声图像。

(2)彩色超声多普勒检查：脐动脉舒张末波缺失或倒置，对诊断胎儿生长受限意义大。妊娠晚期脐动脉S/D值≤3为正常值，升高时也应考虑有胎儿生长受限的可能。

(三)饮食调养

1. 基本原则

(1)孕期应多食营养丰富易消化的食物。营养应多样化,尽量增加品种,粗、细粮搭配,荤、素菜夹杂,以扩大营养素的来源。

(2)宜常服补益气血之品,忌烟酒。

2. 药膳食疗方

(1)党参9克,覆盆子30克,大枣10枚,粳米50克。先将党参、覆盆子煎汤,去渣取汁,入大枣、粳米煮粥,以米和枣熟为度。早晚餐食用,每日1剂,连用20日为1个疗程。健脾补肾养胎。

(2)鲜嫩兔肉250克,红萝卜250克,党参30克,大枣6枚。鲜嫩兔肉洗净,切块;红萝卜去皮,洗净,切大块;党参、大枣洗净。把全部用料入锅,加清水适量,武火煮沸后,文火煲2~3小时,调味供用。补气健脾,养血育胎。

(3)大枣10枚,糯米60克。大枣洗净,劈开,切成4瓣,去核,与糯米共煮为粥即可。适量佐餐或当主食吃,经常食用。健脾益气,养血育胎。

(4)当归15克,生姜15克,大茴6克,桂皮6克,羊瘦肉250克,食盐适量。当归、生姜、大茴、桂皮用纱布包好;羊瘦肉洗净,切小块。上述材料同入锅,加水适量,用文火焖煮至羊肉熟烂,去布包,加食盐调味。上为一日量,分顿吃肉饮汤,1周为1个疗程。温阳补肾,养血益胎。

(四)预防

孕妇多左侧卧位,以增加子宫血流,改善胎盘灌流。定期吸氧，静脉滴注氨基酸、能量合剂等。积极治疗慢性病及妊娠并发症，如妊娠高血压综合征等。及时了解胎儿情况，若发现胎儿畸形宜及早终止妊娠。

(五)治疗

1. 西医治疗

(1)治疗原则：主要是加强营养，疏通胎盘血管床的微循环，增加子宫胎盘血管的灌注量。治疗最佳时间是28～32孕周。孕36周后治疗效果差。

(2)一般治疗：注意休息，取左侧卧位，增加子宫血管的血供。每日吸氧1～3次，每次30分钟。

(3)药物治疗

①母亲摄入高蛋白和高热能饮食，增加维生素、微量元素和各种无机盐等的摄入，改善营养状态。常用10%葡萄糖注射液1 000毫升，其中加入能量合剂(三磷腺苷25毫克，辅酶A 100单位，细胞色素C 200毫克等)，静脉滴注，7～10日1个疗程；同时给予复方氨基酸溶液，每日250～500毫升，静脉滴注，7～10日为1个疗程。

②低分子右旋糖酐每日500毫升及丹参15～25毫克，加入10%葡萄糖注射液500毫升中静脉滴注；口服小剂量阿司匹林，每日75毫克，丹参胶囊4粒，每日3次，口服。以上都是为了疏通子宫胎盘血管床的微循环，防止血栓形成，增加胎盘血管的灌注量。

③受体兴奋药，如沙丁胺醇(舒喘灵)每次2.4～4.8毫克，每日4次，口服，7日为1个疗程。口服兴奋药可使子宫平滑肌松弛，增加胎盘血管的灌注量。

2. 中医治疗

(1)中医辨证论治:本病治疗重在助其母气,补脾益肾,滋其化源,而胎自长;但也有人认为当辨其母体之虚,或父气之孱弱以致胎不实者,若孕母血虚者,当助母血,若因父气孱弱者则当补气为主。

①气血虚弱

主症:妊娠四五月后,胎儿存活,而腹形明显小于正常妊娠月份,身体羸弱,面色萎黄,头晕心悸,气短,少语,舌淡嫩,脉细弱无力。

治则:益气养血,滋养胎元。

方药:党参15克,白术15克,茯苓15克,当归15克,熟地黄20克,白芍20克,炙甘草6克。

用法:每日1剂,水煎服。

加减:血虚明显者,见面色苍白、头晕、心悸,加制何首乌30克,枸杞子20克,山茱萸15克,以滋阴补血;脾胃虚弱者,见纳差便溏,苔白腻,加砂仁、陈皮各10克,山药20克,以健脾和胃。

②脾肾虚损型

主症:腹形小于正常妊娠月份,腰腹冷痛,纳少便溏,或形寒怕冷,四肢不温,脉沉迟,舌淡苔白润。

治则:健脾温肾。

方药:菟丝子30克,桑寄生20克,续断15克,阿胶15克,覆盆子15克,白术15克,人参15克,山药20克,神曲12克。

用法:每日1剂,水煎服。

加减:兼见气虚者,短气乏力,加黄芪15克,大枣12克,甘草 6 克，以健脾益气；腰腹冷痛明显者，加杜仲 15 克，补骨脂 15 克，鹿角胶 15 克，以温肾止痛。

(2)中成药：孕康口服液每次 10 毫升，每日 3 次，口服。用于气血虚弱型胎萎不长。

六、妊娠期高血压疾病

妊娠期高血压疾病是妊娠期特有的疾病，以往称为妊娠高血压综合征。多数病例在妊娠期出现高血压、蛋白尿，严重影响母儿健康，是孕产妇和围生儿患病率及死亡率的主要原因。

(一)病因

1. 妊娠期高血压疾病的好发因素

(1)精神过分紧张或受刺激致使中枢神经系统功能紊乱者。

(2)寒冷季节或气温变化过大，特别是气压升高时。

(3)年轻初孕妇或高龄初孕妇。

(4)有慢性高血压、慢性肾炎、糖尿病等病史的孕妇。

(5)营养不良，如贫血、低蛋白血症者

(6)体形矮胖者。

(7)子宫张力过高(如羊水过多、双胎妊娠、糖尿病巨大儿及葡萄胎等)者。

(8)家族中有高血压史，尤其是孕妇之母有重度妊娠高血压综合征病史者。

2. 病因学说

(1)免疫学说:妊娠被认为是成功的自然同种异体移植。正常妊娠的维持,有赖于胎儿母体间免疫平衡的建立与稳定。这种免疫平衡一旦失调,即可导致一系列血管内皮细胞病变,从而发生妊娠期高血压疾病。目前,从免疫学观点虽然尚不能确切阐明妊娠期高血压疾病发病的具体机制,但普遍认为免疫可能是该病发生的主要因素,值得进一步探讨。

(2)血管内皮细胞受损:当血管内皮细胞受损时血管舒张因子前列环素分泌减少,由血小板分泌的血栓素 A_2 增加,导致前列环素与血栓素 A_2 比例下降,提高血管紧张素的敏感性,使血压升高,导致一系列病理变化。研究认为,这些炎性介质、毒性因子可能来源于胎盘及蜕膜。

(3)遗传因素:妊娠期高血压疾病的家族多发性提示遗传因素与该病发生有关。研究发现,血管紧张素原基因变异T 235的妇女妊娠期高血压疾病的发生率高。也有发现妇女纯合子基因变异有异常滋养细胞浸润。遗传血栓形成可能发生子痫前期。单基因假设能够解释子痫前期的发生,但多基因遗传也不能排除。

(4)凝血系统与纤溶系统失调学说:正常妊娠时,特别在孕晚期即有生理性的高凝状态,各种凝血因子及纤维蛋白原均较非孕妇女增多。同时,孕期纤溶系统的活性也增强。因此,正常妊娠期凝血与纤溶之间处于一种动态平衡。妊娠高血压综合征时,凝血系统活性包括血小板及各种凝血因子的功能增强,而抗凝因子及抗凝血酶Ⅲ与组织型纤溶酶原激活物、纤溶酶原、纤溶酶等活性降低,纤溶酶原活性抑制因子及纤维结合蛋白升高。上述变化导致凝血系统与纤溶系统失去动态平衡，这种失调可能成为妊娠期高血压疾病的发病因素之一。

(5)营养缺乏：已发现多种营养如低清蛋白血症，钙、镁、锌、硒缺乏与子痫前期发生发展有关。妊娠易引起母体缺钙，导致妊娠期高血压疾病的发生，而孕期补钙可使妊娠期高血压疾病的发生率下降。

(6)其他：还有一些与妊娠期高血压疾病发病有关的病因学说及发病因素，如遗传因素，肾素-血管紧张素-醛固酮学说，前列腺素系统学说、心钠素与妊娠期高血压疾病，以及氧自由基学说等。

(二)诊断要点

1. 临床表现

(1)妊娠期高血压：血压≥140/90 毫米汞柱，妊娠期首次出现，并于产后 12 周恢复正常，无尿蛋白，患者可伴有上腹部不适或血小板减少，产后方可确诊。

(2)子痫前期

①轻度。子痫前期血压≥140/90 毫米汞柱，孕 20 周以后出现，24 小时尿蛋白≥300 毫克或“＋”。可伴有上腹不适、头痛等症状。

②重度。子痫前期血压≥160/110 毫米汞柱，24 小时尿蛋白≥2 克或“＋＋”，血肌酐升高，血小板减少，持续性头痛或其他脑神经或视觉障碍，持续性上腹部不适。

(3)子痫：孕妇抽搐、昏迷，不能用其他原因解释。

(4)慢性高血压并发子痫前期：高血压孕妇妊娠 20 周以前无尿蛋白，出现 24 小时尿蛋白≥300 毫克；高血压孕妇孕 20 周以前突然尿蛋白增加，血压进一步升高或血小板减少。

(5)妊娠合并慢性高血压：妊娠前或妊娠 20 周前舒张压≥90 毫米汞柱(除滋养细胞疾病)，妊娠期无明显加重；或妊娠 20 周后首次诊断高血压并持续到分娩 12 周后。

2. 辅助检查

(1)血液检查：测定血红蛋白、血细胞比容、血浆黏度、全血黏度，以了解血液有无浓缩；重症患者应测定血小板计数、凝血时问，必要时测定凝血酶原时间、纤维蛋白原和鱼精蛋白副凝试验(3P 试验)等，以了解有无凝血功能异常。

(2)肝、肾功能测定：如丙氨酸氨基转移酶、血尿素氮、肌酐及尿酸等测定。必要时重复测定或做其他相关性检查，以便综合判断肝、肾功能情况。此外，血电解质及二氧化碳结合力等测定也十分重要，以便及时了解有无电解质紊乱及酸中毒。

(3)眼底检查：视网膜小动脉可以反映体内主要器官的小动脉情况。因此，眼底改变是反映妊娠期高血压疾病严重程度一项重要标志，对估计病情和决定处理均有重要意义。眼底的主要改变为视网膜小动脉痉挛，动静脉管径之比可由正常的 2∶3 变为 1∶2，甚至 1∶4。严重时可出现视网膜水肿、视网膜剥离或有絮状渗出物及出血，患者可能出现视物模糊或突然失明。这些情况产后多可逐渐恢复。

(4)其他检查：如心电图、超声心动图、胎盘功能、胎儿成熟度检查、脑血流图检查等，可视病情而定。

(三)饮食调养

1. 基本原则

(1)宜多食高热能、高维生素、低脂肪、易消化的清淡食物,如鱼类、蛋类、豆制品、橘子、橙子、胡萝卜、紫菜、芹菜等。

(2)限制糖、食盐过多摄入;禁烟、酒及辛辣等有刺激性食物。

2. 药膳食疗方

(1)海蜇皮120克,荸荠350克,黑木耳15克。将海蜇皮、荸荠洗净,黑木耳用清水浸泡2～3小时,加水750毫升,煮至250毫升即可。空腹食用,连食7日。用于降压利水。

(2)绿豆50克,枸杞子叶250克。先将绿豆洗净,加适量水煮熟后,再将洗净的枸杞子叶放入锅中一起煮沸即可。每日分早晚2次食用。用于滋阴平肝降血压。

(四)治疗

1. 西医治疗

(1)轻度子痫:主要是休息,左侧卧位,一般不需要药物治疗,每周做产前检查1～2次。水肿明显时可用氢氯噻嗪(双氢克尿塞)等利尿药。

(2)中、重度子痫:需住院治疗。治疗原则是解痉、镇静、降压、合理扩容和必要的利尿治疗;密切监测母儿状态,适时终止妊娠。

①一般治疗。保证充足的睡眠,取左侧卧位,每日休息不少于10小时。间断低流量给氧,每日2次,每次30分钟。记录出入量。饮食应包括充足的蛋白质、热能,不限食盐和

液体；有全身水肿时适当限制盐的摄入，每日不超过2～4克。有先兆子痫者要准备好开口器，避免声光刺激，床边要有护栏，以免孕妇坠床。

②解痉。25％硫酸镁20～60毫升，10％葡萄糖注射液500毫升，静脉滴注，每日1次。病情严重时，可用25％硫酸镁20毫升，10％葡萄糖注射液20毫升，缓慢静脉注射。注意硫酸镁的不良反应，静脉滴注速度是每小时1～2克。硫酸镁中毒的症状包括膝反射减弱或消失、全身肌张力减退、呼吸困难、复视、语言不清、尿量减少或无尿；严重者会出现呼吸肌麻痹，甚至呼吸、心跳停止危及生命。硫酸镁中毒的解救：静脉注射10％葡萄糖酸钙注射液10～20毫升。

③镇静。地西泮（安定）5毫克，每晚1次，口服；必要时肌内注射或静脉注射地西泮10毫克。估计胎儿在4小时内娩出者慎用。

④降压。肼屈嗪10～20毫克，每日2～3次，口服；或肼屈嗪40毫克，5％葡萄糖注射液500毫升，静脉滴注，速度为20～30滴/分，维持舒张压在90～100毫米汞柱为宜。拉贝洛尔50～100毫克，5％葡萄糖注射液250～500毫升，静脉滴注，5日为1个疗程；血压稳定后每次100毫克，每日2～3次，口服。硝苯地平5～10毫克，舌下含化，每日3～4次，每日总量＜60毫克。硝酸甘油5毫克，5％葡萄糖注射液500毫升，静脉滴注，开始以5微克/分钟的速度滴注，根据血压变化调节速度。

⑤扩容。扩容的指征是血细胞比容≥0.35，全血黏度比值≥3.6，血浆黏度比值≥1.6，尿比重≥1.020。扩容前先解痉。右心心力衰竭、肺水肿、肾功能不全或全身水肿者，禁忌

扩容。扩容剂用白蛋白10克,静脉滴注,隔日1次;血浆400毫升,静脉滴注,隔日1次。合并贫血时用全血400毫升,静脉滴注。低分子右旋糖酐500毫升,静脉滴注,每日1次。

⑥利尿。用于心力衰竭、肺水肿、脑水肿、全身水肿、肾功能不全及扩容时。呋塞米20～40毫克,25%葡萄糖注射液20～40毫升,静脉注射,可重复使用,但要注意电解质平衡。20%甘露醇250毫升,快速静脉滴注,15～20分钟滴完。肺水肿、心力衰竭禁用。

(3)子痫发作时的治疗

①立即用开口器分开上下臼齿,防止咬伤,有义齿应立即取下来。必要时用纱布缠绕舌头,用卵圆钳将其拉出。加用床挡,预防坠床,避免声光刺激并给予吸氧。

②立即控制抽搐,可用25%硫酸镁10毫升,5%葡萄糖注射液10毫升,静脉缓慢注射;然后25%硫酸镁40～60毫升,5%葡萄糖注射液500毫升,静脉滴注。地西泮10毫克,静脉注射;呋塞米20～40毫克,静脉注射。抽搐控制后血压仍高,可用冬眠Ⅰ号(哌替啶100毫克,氯丙嗪50毫克,异丙嗪50毫克)1/3～1/2量,肌内注射;或加入10%葡萄糖注射液250毫升,静脉滴注。

(4)并发症的处理:合并心功能不全,可用强心利尿药,如毛花苷C(西地兰)0.2～0.4毫克,10%葡萄糖注射液20毫升,静脉缓慢注射;呋塞米20～40毫克,10%葡萄糖注射液20毫升,静脉缓慢注射。吸氧。肾功能不全或肾衰竭时,应在解痉利尿的基础上扩容治疗。凝血功能障碍,重症患者并发弥散性血管内凝血(DIC)时,应用低分子右旋糖酐及维生素K_1,早期应用肝素。

(5)终止妊娠

①终止妊娠的指征。先兆子痫经积极治疗 24～48 小时仍无明显好转；先兆子痫妊娠已超过 36 周。

②先兆子痫孕龄＜36 周，胎盘功能减退，估计胎儿已成熟；或估计胎儿不成熟时，给予地塞米松促胎儿肺成熟后终止妊娠；子痫控制后 2 小时可考虑终止妊娠。

③终止妊娠的方法

★ 引产。适用于病情控制后，宫颈条件成熟。行人工破膜，羊水清亮者，可给予缩宫素静脉滴注引产。仔细观察产程进展及胎心变化。第二产程可行侧切术、胎头吸引术或产钳助产，以缩短产程。第三产程要注意避免产后出血。

★ 剖宫产。适用于有产科指征者，宫颈条件不成熟，不能在短时间内经阴道分娩或引产失败，胎盘功能减退，已有胎儿宫内窘迫。

2. 中医治疗

(1)验方

①天仙藤 30 克，珍珠母(先下)20 克，钩藤 10 克，白芍 15 克，菊花 10 克，当归、僵蚕各 15 克，泽泻 10 克，薏苡仁 20 克，茯苓 10 克。每日 1 剂，水煎服。用于平肝熄风，利水消肿。

②钩藤(后下)15 克，当归、党参各 10 克，桔梗、桑寄生各 15 克，桑叶、菊花各 10 克，白芍、生地黄各 15 克，陈皮、甘草各 10 克。每日 1 剂，水煎服。用于养阴平肝补肾。

(2)先兆子痫辨证施治

①阴虚火旺

主症：头痛头晕，目眩心悸，面色潮红，下肢水肿，舌红或绛，脉弦有力。

治则：育阴潜阳，平肝熄风。

方药：羚羊钩藤汤加减。钩藤(后下)15 克，桑叶、白芍、菊花各 6～9 克，竹茹、茯神各 9 克，川贝母、生甘草各 6 克，生地黄 9～12 克，羚羊角 0.3 克(若无羚羊角可用水牛角 30 克，水煎 20 分钟再下其他药)。

用法：每日 1 剂，水煎服。

加减：头痛剧烈时，加生石决明 30 克；水肿明显者，加大腹皮、猪苓各 9 克，西瓜翠衣 15～30 克。

②脾虚肝旺

主症：水肿逐渐加重，头昏目眩，胸胁胀闷，恶心呕吐，纳呆肢倦，心烦易怒，尿少便溏，舌淡胖，苔黄腻，脉弦滑。

治则：健脾利湿，平肝潜阳。

方药：全生白术散，白术 20 克，茯苓 18 克，大腹皮 15 克，生姜皮 10 克，陈皮 10 克，石决明 15 克，白蒺藜 20 克，钩藤 15 克。

用法：每日 1 剂，水煎服。

加减：头痛明显，加羚羊角粉 5 克，白芍 20 克，牛膝 15 克，平肝潜阳；胸闷恶呕，加法半夏 15 克，胆南星 12 克，郁金 12 克化痰除湿疏肝。

(3)子痫治疗：患者头痛剧烈，眼花，胸部紧缚感，常为即将发生抽搐之先兆。可急给予犀角粉(牛角代)2.5 克吞服，一般可控制或延缓抽搐发作。抽搐期间可针刺人中、内关、合谷穴。同时，给羚羊钩藤汤(羚羊角 5 克，钩藤 15 克，桑叶 15 克，菊花 15 克，贝母 12 克，竹茹 15 克，生地黄 15 克，白芍 15 克，茯神 15 克，甘草 6 克)，加石菖蒲 15 克，天竺黄、郁金各9克，水煎鼻饲。

(4)针灸治疗：抽搐发作时，在用以上治疗的同时，可配合针灸治疗。抽搐时，穴位取曲池、承山、太冲；昏迷时，取人中、内关、百会、风池、涌泉穴；牙关紧闭时，取下关、颊车穴。

七、妊娠合并心脏病

心脏病患者在妊娠期、分娩期及产褥期均可因心脏负担加重而发生心力衰竭。在我国孕产妇死因中是非直接死亡原因的第一位。只有加强孕期保健，才能降低孕妇死亡率。

(一)病因

1. 妊娠早期 妊娠期血容量增加，心排血量增加，心率加快，心肌耗氧量加大，显著加重了心脏负担。血容量增加始于妊娠第六周，至32～34周达高峰，较妊娠前增加30%～45%，从而引起心率加快及心排血量增加。妊娠早期是以心排血量增加为主，妊娠晚期需增加心率以适应血容量增多。至分娩前1～2个月，心率平均每分钟约增加10次，使心脏负担加重。此外，妊娠晚期子宫增大、膈肌上升使心脏向左向上移位而致心脏的大血管扭曲，机械性地增加心脏负担，更易使心脏病孕妇发生心力衰竭。

2. 分娩期 为心脏负担最重的时期。在第一产程，子宫收缩能增加周围循环阻力，血压稍升高，幅度为5～10毫米汞柱。每次宫缩有250～500毫升血液从子宫中被挤出，中心静脉压升高。第二产程时，除子宫收缩外，产妇出现用力屏气，腹壁肌及骨骼肌同时工作，使周围循环阻力及肺循环阻力均增加；同时增加腹压能使内脏血液涌向心脏。先天性心脏病患者原有血液自左向右分流，可因肺循环阻力增加，右心房压力增高而转变为血液自右向左分流，出现发绀。第三产程胎儿胎盘娩出后，子宫突然缩小，胎盘循环停止，子宫血窦内大量血液突然进入全身循环。同时腹压骤减，血液向内脏倾流，回心血量急剧减少，使功能不良的心脏易在此时发生心力衰竭。

3. 分娩后 产后3日内仍是心脏负担较重的时期。除子宫缩复使一部分血液进入体循环以外，孕期组织间潴留的液体也开始回到体循环，此时的血容量暂时性增加，仍要警惕心力衰竭的发生。

(二)诊断要点

1. 临床表现 由于妊娠本身可出现一系列酷似心脏病的症状和体征，如心悸、气短、呼吸困难、水肿、乏力、心动过速等。妊娠还可使原有心脏病的某些体征发生变化，增加了心脏病诊断的难度。

(1)疲劳乏力：平时四肢乏力易疲惫。一般体力活动后就即感体力不支，严重者可因脑缺血而引起劳力性晕厥。

(2)呼吸困难：开始于剧烈活动后出现，随病情逐渐加重而于轻体力活动后也出现气短，最后即使在休息状态下亦有呼吸困难。严重时可出现阵发性夜间呼吸困难，经常性夜间端坐呼吸。

(3)心悸：患者心跳加快，自觉心慌。

(4)咳嗽、咯血：多在劳累或夜间平卧时发作，为频繁发生的干咳或咯出粉红色泡沫痰或痰中带血。

(5)发绀：由于心排血量不足，口唇、四肢末梢冰冷而出现发绀。在二尖瓣狭窄明显者、严重先天性心脏病患者可出现发绀。

(6)右心衰竭

①消化道症状可有食欲缺乏、恶心、腹胀。

②泌尿系统可出现尿少，尿中出现少量蛋白。

③肝压痛及黄疸：因急性肝脏充血肿大，由于肝包膜紧张而出现疼痛感。

④呼吸困难。

2. 辅助检查

(1)心电图：有严重的心律失常，如心房颤动、心房扑动、三度房室传导阻滞、ST 段及 T 波异常改变等。

(2)X 线胸片或二维超声心动图检查：显示显著的心界扩大及心脏结构异常。

3. 心功能及心脏病对妊娠耐受力判断

(1)心功能判断

Ⅰ级代偿：从事一般体力劳动后不感疲倦。

Ⅱ级代偿：从事一般体力劳动后感觉疲劳，休息后可恢复。

Ⅲ级代偿：活动量虽小于一般日常体力活动，却感到疲劳。

Ⅳ级代偿：不能做任何轻微活动，稍活动即感不适，休息后亦有疲劳、心跳、气急等症状。

(2)心脏病患者对妊娠耐受力的判断：能否安全度过妊娠期及分娩期，取决于心脏病的种类、病变程度、是否手术矫正、心功能级别及医疗条件。

①可以妊娠的条件。心脏病变轻，心功能Ⅰ至Ⅱ级，既

往无心力衰竭病史，无其他并发症。妊娠后要注意严密观察，经适当治疗，多能耐受妊娠及分娩。

②不宜妊娠。心脏病较重，心功能Ⅲ至Ⅳ级，既往有心力衰竭史、肺动脉高压、严重心律失常、活动性风湿病、联合瓣膜病变、心脏病并发细菌性心内膜炎、急性心肌炎等，极易发生心力衰竭，故不宜妊娠。35 岁以上，心脏病时间较长，极易发生心力衰竭，也不宜妊娠。已妊娠者，应在妊娠早期行治疗性引产。

(三)饮食调养

1. 基本原则

(1)要进食高能量、低脂肪、清淡易消化的食物，少食多餐。

(2)禁忌生冷、辛辣、有刺激性的食物，控制食盐的摄入。

2. 药膳食疗方

(1)猪心 1 个(约 500 克)，琥珀粉、党参粉各 5 克。将猪心洗净，与琥珀粉和党参粉一起放入沙锅中，文火炖熟，再加入适量调料即可。吃猪心，喝汤，隔日 1 次。用于益气补血。

(2)薏苡仁 50 克，干姜 10 克，白糖 30 克。将薏苡仁洗净，与白糖和干姜一起煮熟即可。喝粥，每日 1 次。用于养心益气。

(四)预防

在妊娠前已知患有心脏病时，应积极治疗。在身体恢复正常或心功能保持在Ⅰ至Ⅱ级时，再考虑妊娠。在妊娠后发现患有心脏病时，应立即检查确定心脏病的性质及程度。通过检查不宜妊娠时，应在早期终止妊娠。妊娠期的产前检查要及时，遇有不适及早就医。避免劳累、受凉，保证充分休息。

(五)治疗

1. 西医治疗

(1)妊娠期

①凡不宜妊娠的心脏病孕妇，应在12周以前终止妊娠。12周以后者，终止妊娠的危险性同样较大，应积极治疗心脏病，使之度过妊娠期及分娩期。如果治疗后心力衰竭仍得不到纠正，可在心内科医师配合下行剖宫产或剖宫取胎术。

②定期产前检查，及早发现心力衰竭征象。20周前每2周检查1次，20周后每周检查1次，发现异常，及早住院治疗。妊娠36～38周时，应提前住院待产，估计胎儿已成熟，应及早终止妊娠。

③心力衰竭早期，应避免过度劳累、情绪激动，保证充分休息。控制体重，整个孕期体重增加不宜超过10千克。应高蛋白、高维生素、低盐、低脂肪饮食。避免感染，纠正贫血和心律失常，防治妊娠期高血压和其他并发症。

④心力衰竭的治疗，强心药可用地高辛0.25毫克，每日2次，口服，2～3日后，根据病情可改每日1次。利尿药要慎用，出现水肿时，口服氢氯噻嗪25毫克，每日1次；或呋塞米20～40毫克，静脉注射。

(2)分娩期：分娩方式选择要慎重，剖宫产指征可放宽。若心功能Ⅰ至Ⅱ级，胎儿不大，胎心正常，子宫颈条件良好，可在严密监护下经阴道分娩；胎儿偏大，产道条件不好，心功能Ⅲ至Ⅳ级者，应选择剖宫产。

(3)产褥期:产后3日内,尤其24小时内仍是发生心力衰竭的危险期。产妇必须充分休息,密切观察;应用广谱抗生素预防感染,直至产后1周;心功能Ⅲ级以上者,不宜哺乳。

2. 中医治疗

(1)验方

①生地黄25克,沙参12克,枸杞子15克,麦冬12克,川楝子10克,桑寄生15克,石决明30克,白芍、丹参各12克。每日1剂,水煎服。用于滋阴潜阳。

②当归12克,茯苓10克,白芍12克,桑寄生15克,钩藤、菊花、白术各12克,泽泻10克,石决明25克。每日1剂,水煎服。用于平肝潜阳,养血安胎。

②柏子仁、当归、茯神、熟地黄各12克,黄芪15克,麦冬、党参各10克,五味子、炙甘草各6克,炒酸枣仁、石菖蒲、远志各9克。水煎服,每日1剂,连服3～5剂。

(2)针灸疗法:抽搐发作时,在用西医治疗的同时,可配合针灸治疗。抽搐时,穴位取曲池、承山、太冲;昏迷时,取人中、内关、百会、风池、涌泉穴;牙关紧闭时,取下关、颊车穴。

八、妊娠合并急性病毒性肝炎

急性病毒性肝炎是由肝炎病毒所致,分为甲型、乙型、丙型、丁型、戊型5种,以甲型、乙型常见。妊娠期合并急性病毒性肝炎,对母儿及肝脏代谢影响很大,孕妇病死率极高。

(一)诊断要点

1. 临床表现

(1)常出现消化系统症状,如食欲减退、恶心、呕吐、腹胀、肝区痛等,不能用妊娠反应或其他原因加以解释。

(2)继而出现乏力、畏寒、发热,部分患者有皮肤巩膜黄染,尿色深黄。

(3)可触及肝大,肝区有叩击痛。妊娠晚期受增大子宫影响肝脏极少被触及,如能触及应想到异常。

2. 辅助检查

(1)血清丙氨酸氨基转移酶(ALT)增高,如能除外其他原因,特别是数值很高(超过正常 10 倍以上)、持续时间较长,对病毒性肝炎诊断有价值。

(2)血清总蛋白值因血液稀释,约半数低于 60 克/升,主要是白蛋白降低。

(3)病原学检查,相应肝炎病毒血清学抗原抗体检测出现阳性。

(4)血清总胆红素在 17 微摩/升以上、尿胆红素阳性等,均有助于肝炎的诊断。

(5)妊娠晚期时,血浆纤维蛋白原较非孕时增加 50%,凝血因子Ⅱ、Ⅴ、Ⅶ、Ⅷ、Ⅸ、Ⅹ均增加,凝血酶原时间正常。

(二)饮食调养

1. 基本原则

(1)高蛋白、高热能、低盐、低脂肪饮食。

(2)要少食多餐,不可吃得过饱,以免增加肝脏负担。

(3)多吃富含维生素C的食物,如大枣、香蕉、梨、桃、橘子等。

2. 药膳食疗方

(1)大枣50克,花生仁50克,红糖50克。将前2味洗净后加红糖,水煎服,每日1次。用于益气补血。

(2)粳米50克,大枣100克,茯苓粉30克,红糖20克。将粳米、大枣洗净,加水煮烂后,加茯苓粉、红糖煮开即可。每日2次。用于活血化瘀,益气补血。

(三)预防

加强围生期保健,重视孕期监护,加强营养,摄取高蛋白、糖类和高维生素食物。常规检测肝功能及肝炎病毒血清学抗原抗体,并定期进行孕期检查。预防甲型肝炎,避免与肝炎患者的接触。如有接触,应在7日内肌内注射丙种球蛋白2～3毫升。预防乙肝,孕妇密切接触乙肝患者,应注射乙肝免疫球蛋白,乙肝抗体均为阴性时,要注射乙肝疫苗。

(四)治疗

1. 西医治疗

(1)轻症孕妇:要注意休息,加强营养,补充维生素、高蛋白、足量糖类,低脂肪饮食。并用中西医药物保肝治疗。如果出现黄疸,要按照重症肝炎治疗。

(2)重症孕妇

①保肝治疗。高血糖素1～2毫克,胰岛素6～12单位,10%葡萄糖注射液500毫升,静脉滴注,每日1次,2～3周为1个疗程;人血白蛋白10～20克,静脉滴注,每周1～2次。

新鲜血浆 200～400 毫升，每周 2～4 次，静脉滴注。

②预防和治疗肝性脑病。控制蛋白质摄入，每日每千克体重<0.5 克。谷氨酸钠每日 23～46 克或精氨酸 25～50 克，静脉滴注；氨基酸 250 毫升，每日 1～2 次，静脉滴注；辅酶 A 50 单位，三磷腺苷 20 毫克，5%～10%葡萄糖注射液 250～500 毫升，静脉滴注，进行保肝治疗。

③预防及治疗弥散性血管内凝血。凝血功能异常时，应补充凝血因子，如输新鲜血浆、纤维蛋白原、维生素 K_1。弥散性血管内凝血早期可用小量肝素 25 毫克，静脉滴注。

④预防及治疗肾衰竭。严格控制液体的入量。呋塞米 20～80 毫克，静脉注射，必要时 2～4 小时重复 1 次，2～3 次无效应换用其他利尿药；多巴胺 20～40 毫克，静脉滴注；或山莨菪碱 40～60 毫克，静脉滴注。

(3)产科处理

①妊娠早期。如肝炎较轻，经积极治疗后可继续妊娠。合并慢性肝炎，对母儿威胁较大，治疗后应终止妊娠。

②妊娠中晚期。尽量避免手术、药物对肝脏的影响，加强胎儿监护，防止妊娠高血压综合征，避免妊娠过期。

③分娩期。分娩前使用止血药，维生素 K_1 20～40 毫克，肌内注射，每日 1 次。备新鲜血液。对重症肝炎孕妇经积极控制 24 小时后迅速终止妊娠。

④产褥期。预防感染和出血，预防肝炎恶化。

2. 中医治疗

(1)中医辨证论治

①肝瘀脾虚

主症：胁痛腹胀，嗳气不舒，纳呆便溏，体倦乏力，苔白腻脉弦。

治则：疏肝健脾。

方药：柴胡10克，鸡内金15克，枳壳、白芍各10克，茯苓15克，白术10克，川芎6克，厚朴10克。

用法：每日1剂，水煎服。

②气滞血瘀

主症：腹大坚满，胸胁攻痛，手掌赤如朱砂，舌有瘀斑脉弦细。

治则：行气化瘀。

方药：当归12克，穿山甲15克，丹参12克，郁金、桃仁、白术、莪术、鳖甲煎丸（包煎）各10克。

用法：每日1剂，水煎服。

③水湿内阻

主症：腹大如鼓，脘闷，呕恶，小便短少，舌红脉弦细。

治则：健脾利湿。

方药：苍术、白术、厚朴各10克，茯苓15克，青皮5克，泽泻、陈皮各10克，车前草20克，白丑、黄芪各15克。

用法：每日1剂，水煎服。

（2）验方

①茵陈40克，炒白术12克，泽泻、黄芩各15克，蒲公英30克，生栀子12克，竹茹20克，藿香、紫苏梗各10克，大枣5枚。每日1剂，水煎服。用于清热利湿，退黄安胎。

②茵陈20克，制大黄、厚朴各6克，黄芩、黄柏各10克，枳壳6克，茯苓、白术各10克，鸡骨草50克，金钱草30克。每日1剂，水煎服。用于清热利湿。

九、妊娠合并糖尿病

妊娠合并糖尿病包括两种情况。一种是妊娠前已患糖尿病，另一种是妊娠后才患有糖尿病。约80%以上糖尿病孕妇为后一种情况，又称妊娠糖尿病。

（一）病因

妊娠期血容量增加，血液稀释，胰岛素相对不足；胎盘分泌的激素（胎盘生乳素、雌激素、孕激素等）在周围组织中具有抗胰岛素作用，使母体对胰岛素的需要量较非孕时增加近1倍。肾小球滤过率增加和肾小管对糖的再吸收减少，造成肾排糖阈降低，使尿糖不能够正确反映病情，故不宜以此计算胰岛素的需要量。妊娠期间，随妊娠进展，空腹血糖开始下降，胎盘生乳素还具有脂解作用，使身体周围的脂肪分解成糖类及脂肪酸，故妊娠期糖尿病较容易发生酮症酸中毒。

产褥期由于胎盘排出，及全身内分泌激素逐渐恢复到非妊娠期水平，使胰岛素的需要量相应减少，若不及时调整用量，极易发生低血糖症。

（二）诊断要点

1. 临床表现 妊娠期有“三多”症状，即多饮、多食、多尿或反复发作的外阴阴道念珠菌感染症状或体征。孕妇体重＞90千克，本次妊娠伴有羊水过多或巨大胎儿者应警惕糖尿病。

2. 辅助检查

(1)尿糖测定:尿糖阳性者应除外妊娠期生理性糖尿,需做空腹血糖及糖耐量试验确诊。

(2)糖筛查:孕妇应在妊娠24~28周进行糖筛查。将50克葡萄糖粉溶于200毫升水中,5分钟内服完,从开始服糖水时计时间,1小时抽静脉血测血糖值,若≥7.8毫摩/升为葡萄糖筛查阳性,应进一步做口服糖耐量试验。

(3)口服葡萄糖耐量试验:糖筛查阳性者,行75克糖耐量试验。禁食12小时后,口服葡萄糖粉75克。测空腹血糖及服葡萄糖后1小时、2小时、3小时4个时段的血糖,正常值分别为5.6、10.3、8.6、6.7毫摩/升。若其中有任何两时段超过正常值.可诊断为妊娠期糖尿病。仅一个时段高于正常值,诊断为糖耐量异常。

(三)饮食调养

1. 基本原则

(1)少量多餐,多吃蔬菜、豆制品和高纤维饮食;控制水果、甜食的摄入。禁忌烟酒。

(2)宜多进富含锌、钙和维生素B_6、维生素C的食物,包括虾皮、海带、鱼、白菜、豆类、芹菜、荠菜、青椒、鲜枣、猕猴桃、南瓜、苦瓜、洋葱、菠菜、蘑菇、冬瓜、豌豆等。

2. 药膳食疗方

(1)黄鳝500克。将黄鳝洗净,收集黄鳝血、肉做菜肴。每日喝鳝血60~90克,吃肉,每日1次。用于滋补体虚者,调节血糖。

(2)鲜菠菜根250克,鸡内金10克,粳米100克。将鲜菠菜根洗净，切碎，与鸡内金一起放入锅中，加适量的水煮30分钟后，下粳米煮成粥即可。分2次食用。用于滋阴养血润燥。

(四)治疗

1. 西医治疗

(1)确定孕妇可否继续妊娠：对孕妇于妊娠前已确定患糖尿病的，要确定其程度。D级、F级、R级糖尿病不宜妊娠；如已妊娠，应尽早终止妊娠。器质性病变较轻、血糖控制良好，可在积极治疗、严密监护下继续妊娠。

(2)限制饮食控制血糖：原则是既要控制血糖在正常范围内，又要保证母儿必需的营养和体重的增加。

(3)药物治疗：不宜口服降糖药，必要时皮下注射或静脉滴注胰岛素。

①适应证。1型糖尿病或2型重症糖尿病经饮食控制、休育疗法治疗，效果不佳。

②剂型选择。开始治疗均选用胰岛素，注射后20～40分钟血糖开始下降，3～5小时作用达高峰，8～12小时作用消失。尿糖已控制，胰岛素剂量较稳定时，可选用精蛋白锌胰岛素或低精蛋白锌胰岛素。

③应用方法。通常应用胰岛素，剂量应根据血糖水平试用。若血糖为8.3～13.8毫摩/升，每次可给4～10单位胰岛素；血糖在13.8毫摩/升以上，每次可用10～20单位胰岛素。餐前半小时皮下注射，每日3～4次，以后视餐前尿糖反应增减(表1)。调整剂量时，应注意防止低血糖或酮症酸中毒。若出现酮症酸中毒，现主张应用小剂量治疗法，首次胰

岛素剂量为每小时0.1单位,静脉滴注,直到酸中毒纠正(血pH值>7.34,尿酮体转阴),然后改为皮下注射。若小剂量治疗2小时血糖仍无改变,可增大胰岛素剂量。

表1　以尿糖估计胰岛素的用量

尿糖结果	砖红 ++++	橘红 +++	黄 ++	绿 +	蓝 -
胰岛素增减量(单位)	+16	+12	+8	+4或0	0或-4

④注意事项。注意反跳性高血糖现象,如睡前尿糖轻微增高,而次日清晨尿糖阳性或出现酮体,提示夜间有过低血糖,应减少胰岛素用量,或睡前加餐,切勿盲目加大剂量。密切注意胰岛素过量所致低血糖,并及时处理。注意胰岛素过敏反应,如荨麻疹、关节痛、气急等,可用脱敏疗法治疗。

2. 中医辨证施治

(1)肺胃燥热

主症:烦渴多饮,消谷善饥,形瘦,口干舌燥,舌红少津,脉细数。

治则:养阴润燥。

方药:增液汤加味。党参15克,生石膏30克,知母15克,甘草10克,沙参、麦冬、生地黄各15克,天花粉30克,黄连6克,玄参15克。

用法:每日1剂,水煎服。

(2)肾阴亏耗

主症:尿频清长,腰酸无力,头昏耳鸣,口干欲饮,舌红,脉细数。

治则：滋阴补肾。

方药：熟地黄、山药各15克，茯苓、牡丹皮各10克，天花粉30克，知母5克，五味子10克，女贞子15克，菟丝子10克，黄芪15克。

用法：每日1剂，水煎服。

(3)阴阳俱虚

主症：尿清长，置后尿上有浮脂，伴水肿，腹泻，畏寒，阳痿，舌淡，脉沉无力。

治则：滋阴壮阳。

方药：山茱萸10克，熟地黄、山药各20克，茯苓15克，牡丹皮10克，附子5克，益智仁20克，淫羊藿15克，泽泻10克。

用法：每日1剂，水煎服。

十、妊娠合并贫血

妊娠期血红蛋白在100克/升以下，或红细胞数$<3.5\times10^{12}$/升，或血细胞比容在30%以下时，称妊娠合并贫血。最常见的是缺铁性贫血及巨幼细胞贫血。

(一)病因

1. 缺铁性贫血 妊娠期妇女对铁的需要量明显增加，胎儿生长发育需铁250～350毫克，母体血容量增加需铁650～750毫克，故孕期需铁1 000毫克。每日饮食中含铁10～15毫克，吸收利用率仅为10%(1～1.5毫克)，妊娠后半期铁的最大吸收率可达40%，仍不能满足需求，若不给予铁剂治疗，很容易耗尽体内的储存铁造成贫血。

2. 巨幼细胞贫血 叶酸与维生素 B_{12} 都是 DNA 合成过程中的重要辅酶。当叶酸和(或)维生素 B_{12} 缺乏，可使 DNA 合成抑制，导致红细胞核发育停滞，细胞质中 RNA 大量聚集，RNA 与 DNA 比例失调，使红细胞体积增大，而红细胞核发育处于幼稚状态，形成巨幼红细胞。由于巨幼红细胞寿命短而发生贫血。

(二)诊断要点

1. 临床表现

(1)缺铁性贫血：轻者无明显症状；重者可有乏力、头晕、心悸、气短、食欲缺乏、腹胀腹泻、皮肤黏膜苍白、皮肤毛发干燥、指甲脆薄及口腔炎、舌炎等。

(2)巨幼细胞贫血：多发生于妊娠后半期，贫血程度严重，常感乏力、头晕、心悸、气短、皮肤黏膜苍白、腹泻、舌炎、乳头萎缩等。低热、水肿、脾大、表情淡漠也常见。周围神经变性导致肢端麻木、针刺、冰冷等感觉异常，以及行走困难等神经系统症状。

2. 辅助检查

(1)缺铁性贫血

①外周血为小红细胞低血红蛋白性贫血。必备条件是血红蛋白＜100 克/升。红细胞＜35×10^{12}/升，血细胞比容＜0.30，而白细胞计数及血小板计数均在正常范围。

②血清铁浓度能灵敏反映缺铁状况，正常成年妇女血清铁为 7～27 微摩/升，若孕妇血清铁＜6.5 微摩/升，可诊断为缺铁性贫血。

③诊断困难时应做骨髓穿刺。骨髓象为红细胞系统增生，中幼红细胞增多，晚幼红细胞相对减少，铁颗粒减少。

(2)巨幼细胞贫血

①外周血象为大细胞正常血红蛋白性贫血，红细胞平均体积(MCV)＞100飞升，红细胞平均血红蛋白(MCH)＞32皮克，中性粒细胞分叶过多现象。

②骨髓血片呈巨幼红细胞增多，红细胞体积较大，核染色质疏松。

③血清叶酸值＜6.8毫摩/升、红细胞叶酸值＜227毫摩/升提示叶酸缺乏。

④若叶酸值正常应测孕妇血清维生素 B_{12} 值，若＜90皮克，提示维生素 B_{12} 缺乏。

(三)饮食调养

1. 基本原则

(1)动、植物性食物混合食用，如鱼、猪瘦肉、动物肝脏与绿叶蔬菜同食，可提高铁的吸收。

(2)多吃含铁多的食物，如河蟹、蜂乳；含维生素C的食物，如橘子、柑子、酸枣、西红柿、猕猴桃等。

(3)禁忌生冷、不洁食物和碱性食物，少食油炸和不易消化的食物。在治疗缺铁性贫血时，忌饮用茶和牛奶。

2. 药膳食疗方

(1)黑木耳50克，大枣100克。洗净后共煮熟。随意食用，每日1～2次。用于活血补血。

(2)猪肝250克，菠菜250克。将猪肝洗净，煮熟后，切成片，菠菜洗净切成段，用开水烫一下，加适量作料调制即可。每日1次,食用。用于凉血补血。

(四)治疗

1. 西医治疗

(1)一般治疗

①轻度贫血者可做较轻活动,较重者须卧床休息。并保证充足的睡眠。

②保持口腔卫生,可在饭前、饭后、睡前、晨起用盐水漱口。发生口腔溃疡、口腔炎时,可含华素片等。

③保持皮肤清洁,避免损伤引起感染。

④有心力衰竭及严重贫血的妊娠晚期患者,须长期卧床休息,要勤翻身,定时按摩受压部位,以防发生压疮。

(2)补充铁剂:可用硫酸亚铁0.3克,每日3次,口服;维生素C 200毫克,每日3次,口服;叶酸5毫克,每日3次,口服;右旋糖酐铁50～100毫克,每日1次,肌内注射。

(3)输血:当血红蛋白低于60克/升时,特别是临近产期,或在短时间内要行剖宫产,应少量多次输浓缩红细胞或输新鲜全血。对中、重度贫血者,除在产前输血外,产时也要备血。产后给止血药,并严密观察,防止产程过长。产后应用抗生素,预防感染。

2. 中医治疗

(1)中医辨证施治

①归脾汤加减。

主症:妊娠后面色无华,或胎动不安,或胎萎不长,心悸怔忡,失眠多梦,头晕眼花,唇甲色淡,舌淡苔少,脉细弱或结代。

治则:养心补血安神。

方药：党参、白术、当归、白芍、茯苓、炒酸枣仁各 10 克，黄芪 15 克，阿胶（熔化、冲服）10 克，何首乌、桂圆肉、熟地黄各 12 克，炙甘草 6 克，大枣 5 枚。

用法：每日 1 剂，水煎服。

②脾气虚弱

主症：面色萎黄，神疲乏力，纳呆便溏，舌淡，脉细。

治则：健脾益气。

方药：香砂六君子汤加味。党参 15 克，白术、茯苓各 10 克，炙甘草 5 克，陈皮 10 克，木香、半夏各 5 克，砂仁 3 克，何首乌、当归各 10 克，生姜 5 克。

用法：每日 1 剂，水煎服。

③气血两虚

主症：面色苍白，倦怠乏力，头晕心悸，少气懒言，舌淡胖，脉濡细。

治则：补气养血。

方药：党参 15 克，黄芪、茯苓、当归各 10 克，熟地黄 15 克，陈皮 6 克，大枣 15 克，炙甘草 5 克，乌梅、桂圆肉、菟丝子、阿胶（烊化）各 10 克。

用法：每日 1 剂，水煎服。

(2)验方

①枣矾合剂。大枣 10 枚，绿矾 0.15 克。大枣煎汤送服绿矾，每日 2 次。

②何首乌 15～30 克，菠菜 120 克，同煮服之。

③胎盘粉 6～9 克，每日 1 次，开水冲服。

④鸡血藤 30～60 克，水煎服。

十一、妊娠合并淋病

淋病是由淋球菌感染引起，以泌尿生殖系统化脓性感染为主要表现的性传播性疾病。妊娠期感染淋球菌时，对胎儿的威胁是早产、胎儿宫内感染、胎儿发育迟缓、胎儿窘迫、死胎、死产；新生儿可引起淋菌性结膜炎、肺炎，甚至败血症。

（一）病因

淋菌绝大多数通过性交经黏膜传播，多为男性先感染淋菌再传播给女性，以子宫颈管最常见，同时可以涉及尿道、尿道旁腺、前庭大腺等处。淋菌表面有菌毛，吸附于精子进入子宫颈管，并在该处柱状上皮细胞内引起炎症，使上皮细胞坏死脱落，白细胞增多，脓液形成。若病情继续发展，可引起子宫内膜炎、输卵管炎或输卵管积脓，直至发生腹膜炎。

（二）诊断要点

1. 临床表现 阴道分泌物增多，脓性，有异味，伴有瘙痒感及尿频、尿急；外阴、阴道或宫颈充血、水肿，白带脓性，有异味，或尿道口充血；子宫压痛，或子宫周围有压痛，甚至有压痛性包块。

2. 辅助检查

(1)分泌物涂片检查：取尿道口、宫颈管等处分泌物涂片行革兰染色，在多核白细胞内见到多个革兰阴性双球菌，可作出初步诊断。

(2)分泌物淋菌培养:分泌物培养是目前筛查淋病的金标准方法,可见圆形、凸起的潮湿、光滑、半透明菌落,边缘呈花瓣状。取菌落涂片,见典型双球菌可确诊。

(3)核酸检测:聚合酶链反应(PCR)技术检测淋菌DNA片段,具有高敏感性及高特异性,操作过程中应注意防止污染造成的假阳性。

(三)饮食调养

1. 基本原则

(1)宜清淡饮食,特别在急性期,宜食粳米稀饭、面条、银耳汤、绿豆汤及新鲜水果和蔬菜。

(2)病情稳定后,宜食富含高蛋白、维生素的食物,如蛋糕、水饺、牛奶、鸡蛋、猪肉、虾仁等。多饮水,促进毒素的排泄。

(3)禁忌刺激的食物,如辣椒、胡椒、大葱、芥末、酒、浓茶等。

2. 药膳食疗方

(1)莲子(去心)50克,生甘草10克,冰糖20克。将莲子和生甘草一起放入沙锅中,加适量水煮至莲子熟烂,再加入冰糖调匀即可。吃莲子,喝汤,每日1次。用于清热解毒。

(2)大黄5克,鸡蛋1个。将大黄研成末,在鸡蛋顶端挖1个小孔,把药末放入鸡蛋内,封口煮熟即可。每日1个。用于祛火降毒。

(四)预防

孕妇要讲究个人卫生,大小便后要洗手;洗澡最好用淋浴,不用公共毛巾、浴巾,浴盆用前消毒;注意性生活卫生。配偶应严格避免婚外性行为。

(五)治疗

1. 西医治疗

(1)一般治疗:急性淋病患者卧床休息,严禁性生活。饮食宜清淡,避免刺激性饮食,多饮水使尿量增加,以减轻黏膜的炎性刺激。经常用温热水清洗外阴,对沾染了分泌物的衣裤和日用品,均须消毒处理。切忌用沾有脓性分泌物的手指或布巾擦眼,以免引起淋球菌性眼炎。要特别注意保护婴幼儿,避免发生接触感染。

(2)抗生素治疗

①急性淋病无并发症。一般采用一次剂量的普鲁卡因青霉素 800 万单位,分两侧臀部肌内注射;或羟氨苄西林 3 克或氨苄西林 3.5 克,口服,并在用药前口服丙磺舒 1 克。丙磺舒可影响青霉素在血中与蛋白结合,减少青霉素自肾脏排出,从而使其血浓度增高 2 倍以上。如无以上青霉素制剂,可用一般水剂青霉素钠盐或钾盐,肌内注射,每次 120 万单位,每日 2 次,共 2 日,总量为 480 万单位;在第一次注射前,口服丙磺舒 1 克。

②治疗淋病。青霉素在血内足够浓度比延长治疗时间更为重要。对青霉素过敏者,或系产青霉素酶的耐药菌株(PPNG),或质粒介导的耐药菌株感染者,可 1 次肌内注射头孢曲松 1 克,或肌内注射大观霉素 2 克,或口服丙诺氟沙星 0.5 克。其中头孢曲松半衰期长,效果最好。若患者同时有沙眼衣原体泌尿生殖道感染,可在上述抗淋球菌治疗后,再口服四环素,每次 0.5 克,每日 4 次,连服 7 日;或口服多西环素,每次 0.1 克,每日 2 次,连服 7 日。孕妇和儿童患者

可口服红霉素 0.5 克，每日 4 次，连服 7 日。

值得指出的是，对患者的性配偶必须同时进行检查和细菌培养，阳性者立即予以治疗。

淋病的治愈标准：临床症状全部消失；尿液澄清，不含淋菌丝和脓细胞。连续观察 4 个月无异常发现者，可初步判断治愈。否则应重复治疗。

2. 中医治疗

(1)中医辨证施治

①湿热下注

主症：突然尿频、尿急、尿频，尿道灼热，尿道口红肿，有黄色脓液从尿道口外溢，重者伴发热恶寒，口干，大便秘结，舌质红，苔黄腻，脉弦数。

治则：清热除湿。

方药：木通 10 克，车前子 10 克，栀子 10 克，金银花 10 克，紫花地丁 10 克，茵陈 10 克，蒲公英 15 克，生地黄 15 克，甘草 6 克。

用法：每日 1 剂，水煎服。

②湿毒蕴结

主症：白带多，有异臭，宫颈充血，有脓液流出，触痛明显，或有前庭大腺肿痛、流脓，有下腹胀痛，腰酸，舌质红，苔腻，脉滑。

治则：除湿，清热解毒。

方药：茯苓 15 克，金银花 15 克，黄柏 10 克，连翘 15 克，石菖蒲 10 克，车前子 15 克，乌药 10 克，土茯苓 15 克，生地黄 15 克，赤芍 15 克，甘草 6 克。

用法：每日 1 剂，水煎服。

③脾肾虚弱夹毒

主症:病程日久,小便淋漓不尽,晨尿滴白,时有絮状物排出,尿线变细,会阴或小腹部胀痛,腰酸腿软,酒后及疲劳后易发,失眠多梦,食少纳呆,性欲冷淡,舌质淡,舌苔白,脉沉细。

治则:补肾健脾解毒。

方药:知母15克,黄柏10克,茯苓15克,白术15克,熟地黄15克,山茱萸12克,山药15克,泽泻15克,牡丹皮15克,蒲公英15克,茵陈15克,狗脊15克,白花蛇舌草15克。

用法:每日1剂,水煎服。

④毒入营血

主症:小便灼热刺痛,尿液赤涩,下腹痛,头痛发热,面目水肿,四肢关节痛,心悸、烦闷,舌质红绛,苔黄,脉滑数。

治则:清热活血解毒。

方药;水牛角30克,生地黄15克,赤芍15克,牡丹皮15克,白茅根15克,天花粉15克,石韦15克,车前子15克。

用法:每日1剂,水煎服。

(2)验方

①猪苓20克,泽泻10克,黄柏15克,滑石25克。每日1剂,水煎服。

②海金沙、滑石各50克,甘草15克。共研成末,每次10克,灯心汤调服。

③凤眼草25克,竹叶15克,灯心草5克。每日1剂,水煎服。

十二、产后出血

是指胎儿娩出后24小时内阴道出血量超过500毫升。

产后出血是分娩期严重的并发症，是产妇四大死亡原因之首。

(一)病因

1. 子宫收缩乏力　影响产后子宫肌收缩和缩复功能的因素均可引起产后出血。常见因素有以下几种。

(1)全身性因素：产妇精神过度紧张；临产后过多使用镇静药、麻醉药；产程过长或难产，产妇体力衰竭；合并急慢性全身性疾病等。

(2)局部因素：子宫过度膨胀，如双胎妊娠、巨大胎儿、羊水过多，使子宫肌纤维过度伸展；子宫肌纤维发育不良，如子宫畸形或合并子宫肌瘤等，可影响子宫肌正常收缩；子宫肌水肿渗血，如妊娠高血压综合征、严重贫血、子宫胎盘卒中，以及前置胎盘附着于子宫下段血窦不易关闭等，均可发生子宫收缩乏力，引起产后出血。

2. 胎盘因素　根据胎盘剥离情况，胎盘因素所致产后出血类型有以下几种。

(1)胎盘剥离不全：多见于子宫收缩乏力，或胎盘未剥离而过早牵拉脐带或刺激子宫，使胎盘部分自宫壁剥离。由于部分胎盘尚未剥离，影响宫缩，剥离面血窦开放引起出血不止。

(2)胎盘剥离后滞留：由于子宫收缩乏力、膀胱膨胀等因素影响，胎盘从宫壁全部剥离后未能排出而潴留在宫腔内，影响子宫收缩。

(3)胎盘嵌顿：由于使用宫缩剂不当或粗暴按摩子宫等，引起宫颈内口附近子宫肌呈痉挛性收缩形成狭窄环，使已全部剥离的胎盘嵌顿于宫腔内，影响宫缩引起出血。

(4)胎盘粘连:胎盘全部或部分粘连于子宫壁不能自行剥离为胎盘粘连。全部粘连时无出血,部分粘连时因胎盘剥离面血窦开放,以及胎盘滞留影响宫缩易引起出血。子宫内膜炎症或多次人工流产导致子宫内膜损伤,是胎盘粘连的常见原因。

(5)胎盘植入:由于子宫蜕膜发育不良等因素影响胎盘绒毛植入子宫肌层者为胎盘植入,临床少见。根据植入面积大小分为完全性与部分性两类,前者因胎盘未剥离不出血,后者往往发生大量出血。

(6)胎盘和(或)胎膜残留:部分胎盘小叶、副胎盘或部分胎膜残留于宫腔内,影响子宫收缩而出血,常因过早牵拉脐带、过早用力揉挤子宫所致。

3. 软产道裂伤 子宫收缩力过强、产程进展过快、胎儿过大、接产时未保护好会阴或阴道手术助产操作不当等,均可引起会阴、阴道、宫颈裂伤,严重者裂伤可达阴道穹隆、子宫下段,甚至盆壁,形成腹膜后血肿或阔韧带内血肿。过早行会阴后-斜切开术也可引起失血过多。

4. 凝血功能障碍 较少见,包括妊娠合并凝血功能障碍性疾病及妊娠并发症导致凝血功能障碍。前者如血小板减少症、白血病、再生障碍性贫血、重症肝炎等在孕前业已存在,为妊娠禁忌证。后者常因重度妊娠高血压综合征、重型胎盘早剥、羊水栓塞、死胎滞留过久等影响凝血功能,发生弥散性血管内凝血。凝血功能障碍所致的产后出血常为难以控制的大量出血。

(二)诊断要点

1. 临床表现 如胎儿娩出后即有阴道出血,首先考虑软产道损伤；胎儿娩出数分钟后出现阴道出血，应考虑胎盘因素，如胎盘剥离不全、粘连、嵌顿等；胎盘娩出后出现阴道出血，考虑为胎盘残留、副胎盘、子宫收缩乏力、凝血功能障碍等。出血急，量多时会出现休克症状，如头晕、眼花、心慌、烦躁、血压下降、四肢厥冷、面色苍白、精神委靡不振。

2. 辅助检查

(1)血常规检查：了解现时的血红蛋白、血细胞比容水平，以判断产后出血血量，同时测定血小板数量，除外因血小板减少引起的出血。

(2)凝血功能检测：检查凝血酶原时间、部分凝血酶时间、纤维蛋白原、纤维蛋白降解产物、D-二聚体，了解是否存在凝血障碍。

(3)超声检查：可了解宫腔内是否有胎盘和胎膜残留，以及是否有积血及积血的量。

(三)饮食调养

1. 基本原则

(1)宜进食富含动物蛋白质食物和豆类食物，如猪瘦肉、鸡蛋、鸡肉、豆浆、豆腐等。

(2)可以常吃动物血，如鸡血、鸭血、猪血等。动物血不仅是铁的好来源，还能补充优质蛋白和多种维生素。

(3)多吃富含维生素C的食物，如橘子、柑子、酸枣、猕猴桃、新鲜蔬菜。

2. 药膳食疗方

(1)生猪骨250克，枸杞子20克，黑豆30克，大枣20个。将以上食物洗净后放入锅中，加适量水一同煮烂，调味后即可。喝骨头汤，吃枸杞子、黑豆、大枣，每日 1 次。用于益气补血。

(2)益母草 30 克，荠菜 100 克。将益母草洗净，切成段，荠菜洗净，油放入锅中烧热，将益母草和荠菜放入锅中翻炒至熟，加调味后即可。每日 1 次。用于止血补血。

(四)治疗

1. 西医治疗 原则是针对原因迅速止血，补充血容量，纠正休克，预防感染。

(1)子宫收缩乏力：应加强宫缩，迅速止血。

①导尿。导尿可避免胀大的膀胱压迫子宫，影响子宫收缩。

②按摩子宫。按摩腹部，促进子宫收缩。

③宫缩药应用。缩宫素 20～40 单位宫体注射，或静脉注射，或静脉滴注；无妊娠高血压时，可用麦角新碱 0.2～0.4 毫克，宫体注射；米索前列醇 200 微克，舌下含化；或卡孕栓 1 毫克放入阴道。

④填塞宫腔。近代产科学中鲜有应用纱布条填塞宫腔治疗子宫出血者。若需行此术则宜及早进行，患者情况已差则往往效果不好，因子宫肌可能其收缩力甚差之故。常规消毒后，术者用一手在腹部固定宫底，用另手或持卵圆钳将 2 厘米宽的纱布条送入宫腔内，纱布条必须自宫底开始自内而外填塞，应塞紧。填塞后一般不再出血，产妇经抗休克处理后，情况可逐渐改善。若能用纱布包裹脱脂棉缝制成肠形代替纱布条，效果更好。24 小时后缓慢抽出纱布条，抽出前应先肌内注射缩宫素、麦角新碱等宫缩药。宫腔填塞纱布条后

应密切观察一般情况及血压、脉搏等生命指征，注意宫底高度、子宫大小的变化。警惕因填塞不紧，纱布条仅填塞于子宫下段，宫腔内继续出血，但阴道则未见出血的止血假象。

⑤手术治疗。阴道出血超过 1 000 毫升者，多数需手术治疗。对要求保留子宫、切口裂开部位不大、坏死感染不严重者，可行切口周围坏死组织切除、缝合修补术；子宫切口裂开伴大量阴道出血者，往往需行次全子宫切除术，但对原子宫切口过低者需行全子宫切除术。

⑥血管介入治疗。剖宫产术后晚期产后出血采用经皮髂内动脉栓塞术进行止血，成功率可达 90%，避免了开腹手术并可保留子宫。

(2)胎盘滞留：可行人工剥离胎盘后迅速将胎盘娩出；胎盘滞留不能强行剥离，以免子宫穿孔；有胎盘、胎膜残留行刮宫术。

(3)软产道损伤：认真检查后进行缝合。

(4)凝血功能障碍：在排除其他原因引起的阴道出血后，或出血量多，应考虑凝血功能障碍，可立即输新鲜血 400～1 000 毫升，或输新鲜血小板及纤维蛋白原。应用其他止血制剂。

(5)其他：抗生素预防感染。

2. 中医治疗

(1)中医辨证施治

①气虚

主症：产后阴道大量出血，血色鲜红或淡红，质稀或有血块，伴有面色苍白，少气懒言，体倦乏力，头晕眼花，心悸气短，小腹沉坠，舌质淡，苔白，脉虚弱无力。

治则:益气养血,固冲止血。

方药:人参 20 克,黄芪 20 克,当归 15 克,陈皮 15 克,熟地黄 15 克,升麻 10 克,柴胡 10 克,白术 10 克,鹿角胶 10 克。

用法:每日 1 剂,水煎服。

②血瘀

主症:产后突然大量阴道出血,或恶露不绝,时有血量增多,血色暗红或紫黑,夹有血块或胎物,面色晦暗无华,小腹疼痛或胀痛拒按,舌质紫暗,有瘀点或瘀斑,脉弦涩。

治则:活血化瘀,固冲止血。

方药:当归 15 克,桃仁 15 克,赤芍 15 克,炮姜 10 克,炙甘草 10 克,蒲黄 10 克,五灵脂 10 克,生地黄 10 克。

用法:每日 1 剂,水煎服。

加减:心悸气短,乏力者,加黄芪 10 克,人参 10 克;腹痛甚者,加延胡索 10 克,香附 10 克;四肢不温,小腹冷痛,得热则舒者,加炮姜炭 25 克,小茴香 10 克,肉桂 10 克。

③血热

主症:产后阴道突然出血,血色鲜红、质稠,伴有烦躁易怒,头晕,胸胁胀满,心烦潮热,或小便黄少,舌质红,苔薄黄或少苔,脉细数。

治则:疏肝滋阴,清热止血。

方药:生地黄炭 15 克,熟地黄 10 克,赤芍 10 克,山药 20 克,续断 10 克,牡丹皮 10 克,柴胡 10 克,墨旱莲 10 克,栀子 6 克,甘草 6 克。

用法:每日 1 剂,水煎服。

加减:胸胁胀痛,加郁金 10 克,延胡索 10 克,菊花 10

克;心烦口渴,加麦冬 10 克,沙参 10 克。

④感染邪毒

主症:恶露量多,色紫黯或浑浊如败酱,臭秽,多伴发热,恶寒,下腹疼痛拒按,口渴引饮,烦躁,尿少色黄,大便干结,舌红,苔黄或黄腻,脉数有力。

治则:清热解毒,凉血止血。

方药:金银花 20 克,野菊花 20 克,紫花地丁 10 克,天葵子 10 克,蒲公英 20 克,赤芍 10 克,牡丹皮 10 克,蒲黄 10 克,五灵脂 10 克。

用法:每日 1 剂,水煎服。

⑤血虚气脱

主症:产后出血过多,突然眩晕,心悸烦闷不适,甚则昏不知人,面色苍白,眼闭口干,手撒肢凉,冷汗淋漓,舌质淡,苔薄白,脉微欲绝或浮大而虚。

治则:益气固脱。

方药:人参 30 克,附子 15 克。

用法:每日 1 剂,水煎服。

加减:失眠多梦者,加夜交藤 12 克,柏子仁 12 克;面浮肢肿者,加防己 12 克,泽泻 12 克,大腹皮 12 克。

(2)验方

①益母草 30 克,红糖适量,水煎服,每日 2 次。用于血瘀型。

②参三七末,每次 1.5 克,每日 2 次,白开水冲服。活血祛瘀止血,用于血瘀型。

③失血时吞服人参粉 1.5～2 克。具有益气固脱功效。

④血竭末 0.5 克,冲服,每日 3 次。用于瘀血型。

(3)针灸

①取三阴交、关元、合谷、隐白穴。气虚者,加血海、足三里穴;血瘀者,加血海、中极穴;血热者,加行间、太溪穴。采用平补平泻手法,留针20~30分钟,每隔10分钟行针1~2分钟。

②取人中、合谷、百会、关元穴。留针30分钟,每隔10分钟行针强刺激1~2分钟。

十三、羊水过多

正常妊娠时,羊水量随孕周的增加而增多,最后2~4周开始逐渐减少,妊娠足月时羊水量约为800毫升。凡在妊娠任何时期羊水量超过2 000毫升者,称羊水过多,最高达20 000毫升。羊水过多的发病率,文献报道为0.5%~1%;合并妊娠糖尿病者,其发生率高达20%。羊水过多时羊水的外观、性状与正常者并无异样;双胎妊娠时其中一胎可能发生羊水过多。

(一)病因

通过放射性核素跟踪测定,证明羊水在胎儿与母体间不断交换,维持动态平衡。胎儿通过吞咽、呼吸、排尿及角化前皮肤、脐带等进行变换。足月妊娠时胎儿24小时吞咽羊水450毫升,当羊水交换失去平衡时,出现羊水量异常。羊水过多的确切原因还不十分清楚,临床见于以下几种情况。

1. 胎儿畸形 羊水过多孕妇中,18%~40%合并胎儿畸形，其中以神经管缺陷性疾病最常见，约占 50%。以无脑儿、脑膨出与脊柱裂胎儿居多，脑脊膜裸露，脉络膜组织增殖，渗出液增加，导致羊水过多。无脑儿和严重脑积水儿，缺乏中枢吞咽功能，无吞咽反射及缺乏抗利尿激素致尿量增多使羊水过多；其次是消化道畸形约占 25%，主要为食管或小肠闭锁，均可因羊水积聚导致羊水过多。

2. 多胎妊娠 多胎妊娠并发羊水过多是单胎妊娠的 10 倍，尤以单卵双胎居多，且常发生在其中体重较大的胎儿。因单卵双胎之间血液循环相互沟通，占优势胎儿，循环血量多，尿量增加，致使羊水过多。

3. 孕妇和胎儿的各种疾病 如糖尿病、ABO 或 Rh 血型不合、重症胎儿水肿、妊娠高血压综合征、急性肝炎、孕妇严重贫血。糖尿病孕妇的胎儿血糖也增高，引起多尿而排入羊水中。母儿血型不合时，胎盘水肿增重，有报道胎盘重量超过 800 克时，约 40%合并羊水过多，绒毛水肿影响液体交换是其病理基础。

4. 胎盘脐带病变 如胎盘绒毛血管瘤、脐带帆状附着有时也能引起羊水过多。

5. 特发性羊水过多 约占 30%，不合并任何孕妇、胎儿或胎盘异常，其原因至今不明。

(二)诊断要点

1. 临床表现 羊水过多可分为两种类型。

(1)急性羊水过多：多发生在妊娠 20～24 周。由于羊水快速增多，数日内子宫急剧增大，似妊娠足月或双胎妊娠大小。在短时间内由于子宫极度增大，横膈上抬，不能平卧，出现呼吸困难，甚至发绀，孕妇表情痛苦，腹部张力过大感到疼痛，食量减少发生便秘。由于胀大的子宫压迫下腔静脉，影响血液回流，引起下肢及外阴部水肿及静脉曲张。孕妇行走不便仅能端坐。

(2)慢性羊水过多：常发生在妊娠28～32周。羊水可在数周内缓慢增多，多数孕妇能适应，在产前检查时，发现宫高、腹围均大于同期孕妇。羊水过多孕妇在体检时，见腹部膨隆大于妊娠月份，妊娠图可见宫高曲线超出正常百分位数，腹壁皮肤发亮、变薄，触诊时感到皮肤张力大，有液体震颤感，胎位不清，有时扪及胎儿部分有浮沉胎动感，胎心遥远或听不到。羊水过多孕妇容易并发妊娠高血压综合征、胎位异常、早产。破膜后因子宫骤然缩小，可以引起胎盘早剥，破膜时脐带可随羊水滑出造成脐带脱垂。产后因子宫过大易引起子宫收缩乏力而导致产后出血。

2. 辅助检查

(1)B型超声检查：以最大羊水暗区垂直深度测定表示羊水量的方法(AFV)显示胎儿与子宫壁间的距离增大，＞7厘米考虑为羊水过多(也有学者认为＞8厘米方能诊断羊水过多)。若用羊水指数法(AFI)，即孕妇以经脐横线与腹白线为标志点，将腹分为4部分测定各象限最大羊水暗区相加而得。国内资料显示，羊水指数＞18厘米为羊水过多。而国外资料认为，羊水指数＞20厘米可诊断。经比较，羊水指数显著优于测定羊水量的方法。羊水过多时，胎儿在宫腔内只占小部分，肢体呈现自由体态，漂浮于羊水中，并可同时发现胎儿畸形、双胎等。

(2)羊膜囊造影及胎儿造影：为了解胎儿有无消化道畸

形，先将76%泛影葡胺20～40毫升注入羊膜腔内，3小时后摄片。羊水中造影剂减少，胎儿肠道内出现造影剂。接着再将40%碘化油20～40毫升(应视羊水多少而定)注入羊膜腔，左右翻身数次，因脂溶性造影剂与胎脂有高度亲和力，注药后半小时、1小时、24小时分别摄片，胎儿的体表包括头、躯干、四肢及外生殖器均可显影。羊膜囊造影可能引起早产、宫腔内感染，且造影剂、放射线对胎儿有一定损害，应慎用。

(3)神经管缺陷胎儿的检测：该类胎儿畸形易合并羊水过多。除B型超声检查外，最常用的是检测羊水及母血甲胎蛋白(AFP)含量。开放性神经管缺损胎儿，AFP随脑脊液渗入羊膜腔，故羊水甲胎蛋白平均值超过同期正常妊娠平均值3个标准差以上。母血清甲胎蛋白值超过同期正常妊娠平均值2个标准差以上，有助于诊断。

(三)饮食调理

1. 基本原则 宜清淡，禁辛辣、生冷、暴饮暴食。发病后低盐饮食。

2. 药膳食疗方

(1)鲤鱼羹：赤小豆30克，陈皮5克，花椒2克，草果5克，鲤鱼1条，姜、葱、食盐各适量。先将鲤鱼去内脏，保留鳞、甲，洗净备用。将其余药物洗净塞入鱼腹，放入姜、葱、食盐，上笼煮熟。吃鱼喝汤。适用于气滞湿郁，胸闷，心烦，下肢肿胀，重坠，小便不畅者。

(2)冬瓜皮汤：冬瓜连皮不拘多少，将冬瓜洗净切块煮熟，入少许盐，随意服。适用于体质壮实，水湿蕴蓄之羊水过多。

(四)治疗

1. 西医治疗

(1)羊水过多合并胎儿畸形处理原则为及时终止妊娠。

①慢性羊水过多孕妇的一般情况尚好,无明显心肺压迫症状,采用经腹羊膜腔穿刺,放出适量羊水后注入依沙吖啶50～100毫克引产。

②采用高位破膜器,自宫口沿胎膜向上送入15～16毫米刺破胎膜,使羊水以每小时500毫升的速度缓慢流出,以免宫腔内压力骤减引起胎盘早剥。破膜放羊水过程中注意血压、脉搏及阴道出血情况。放羊水后,腹部放置沙袋或加腹带包扎以防休克。破膜后12小时仍无宫缩,需用抗生素。若24小时仍无宫缩,适当应用普拉睾酮促宫颈成熟,或用缩宫素、前列腺素等引产。

③先经腹部穿刺放出部分羊水,使压力减低后再行人工破膜,可避免胎盘早剥。

(2)羊水过多合并正常胎儿,应根据羊水过多的程度与胎龄而决定处理方法。

①症状严重孕妇无法忍受(胎龄不足37周),应穿刺放羊水,用18号腰椎穿刺针经腹羊膜腔穿刺,以每小时500毫升速度放出羊水,一次放羊水量不超过1500毫升,以孕妇症状缓解为度。放出羊水太多可引起早产。放羊水应在B型超声监测下进行,防止损伤胎盘及胎儿。严格消毒防止感染,酌情用镇静保胎药以防早产。3～4周后可重复以减低宫腔内压力。

②前列腺素合成酶抑制药(吲哚美辛)有抗利尿的作用,

期望抑制胎儿排尿治疗羊水过多。于孕22～31周开始，持续2～4周，通常≤3周。用药一周胎尿减少最明显，羊水再次增加可重复应用。用药期间，每周做一次B型超声进行监测。妊娠晚期羊水主要由胎尿形成，孕妇服吲哚美辛后15分钟即可在胎盘中检出。鉴于吲哚美辛有动脉导管闭合的副作用，故不宜广泛应用。

③妊娠已近37周，在确定胎儿已成熟的情况下，行人工破膜，终止妊娠。

④症状较轻可以继续妊娠，注意休息，低盐饮食，酌情用镇静药，严密观察羊水量的变化。

无论选用何种方式放羊水，均应从腹部固定胎儿为纵产式，严密观察宫缩，注意胎盘早剥症状与脐带脱垂的发生，并预防产后出血。

2. 中医治疗

(1)中医辨证论治

①脾气虚弱

主症：孕期胎水过多，腹大异常，腹部皮肤薄而光亮，下肢及阴部水肿，甚至全身水肿，食少腹胀，神疲肢软，面色淡黄，舌淡苔白，脉沉滑无力。

治则：健脾渗湿，养血安胎。

方药：鲤鱼汤。鲤鱼(去内脏)1条，白术15克，陈皮6克，茯苓15克，当归12克，白芍12克，生姜6克。

用法：煎浓汤，去药材，喝汤吃鱼。

②气滞湿郁

主症：孕期胎水过多，腹大异常，胸胁胀满，甚则喘不得卧，肢体肿胀，皮色不变，按之压痕不显，舌淡红苔薄腻，脉弦滑。

治则:理气行滞,利水除湿。

方药:茯苓15克,猪苓10克,泽泻10克,木香6克,砂仁6克,陈皮6克,紫苏叶10克,大腹皮15克,桑白皮15克,白术12克,木瓜10克。

用法:每日1剂,水煎服。

(2)验方

①红茶和红糖各150克,分7～10次用沸水泡饮,早晚各1次。

②白扁豆、赤小豆各30克,大枣10枚,煎水代茶饮。

十四、羊水过少

妊娠晚期羊水量少于300毫升者,称羊水过少,妊娠早、中期的羊水过少,多以流产告终。羊水过少时,羊水呈黏稠、混浊、暗绿色。过去认为羊水过少的发病率约0.1%,但近年来由于B型超声的广泛应用,羊水过少的检出率为0.4%～4%,发病率有所增加,羊水过少严重影响围生儿的预后而受到重视。若羊水量＜50毫升,胎儿窘迫发生率达50%以上,围生儿死亡率达88%。

(一)病因

由于羊水生成及循环机制尚未完全阐明,有不少羊水过少的病例原因不明,临床多见下列情况。

1. 胎儿畸形 如胎儿先天肾缺如、肾发育不全、输尿管或尿道狭窄等畸形致尿少或无尿而引起羊水过少。另有肺发育不全、短颈或巨颌畸形也可引起羊水过少。

2. 过期妊娠 过期妊娠时,胎盘功能减退,灌注量不足,胎儿脱水,导致羊水过少。也有学者认为过期妊娠时,胎儿成熟过度,其肾小管对抗利尿激素的敏感性增高,尿量减少导致羊水过少。由过期妊娠导致羊水过少的发生率达20％～30％。

3. 胎儿宫内发育迟缓 羊水过少是胎儿宫内发育迟缓的特征之一,慢性缺氧引起胎儿血液循环重新分配,主要供应脑和心脏,而肾血流量下降,胎尿生成减少致羊水过少。

4. 羊膜病变 电镜观察发现,羊膜上皮层在羊水过少时变薄,上皮细胞萎缩,微绒毛短粗,尖端肿胀,数目少,有鳞状上皮化生现象,细胞中粗面内质网及高尔基复合体也减少,上皮细胞和基底膜之间桥粒和半桥粒减少。

(二)诊断要点

1. 临床表现 孕妇于胎动时常感腹痛,检查发现腹围、宫高均较同期妊娠者小,子宫敏感性高。轻微刺激即可引起宫缩,临产后阵痛剧烈,宫缩多不协调,宫口扩张缓慢,产程延长。由于胎儿活动受限故臀先露多见。若羊水过少发生在妊娠早期,胎膜可与胎体粘连,造成胎儿畸形,甚至肢体短缺。若发生在妊娠中、晚期,子宫四周的压力直接作用于胎儿,容易引起肌肉骨骼畸形,如斜颈、曲背、手足畸形或胎儿皮肤干燥呈羊皮纸状。现已证实,妊娠期胎儿吸入少量羊水有助于胎肺膨胀和发育,羊水过少可致肺发育不全。也有学者提出对过期妊娠、胎儿宫内发育迟缓、妊娠高血压综合征的孕妇，在正式临产前已有胎心变化，应考虑有羊水过少的可能。羊水过少容易发生胎儿窘迫和新生儿窒息，增加围生儿死亡率。

2. 辅助检查

(1)B型超声诊断法：近年此法对羊水过少的诊断取得很大进展，B型超声诊断羊水过少的敏感性为77%，特异性为95%，但其诊断标准尚有不同意见。妊娠晚期羊水最大暗区垂直深度≤2厘米为羊水过少，羊水最大暗区垂直深度≤1厘米为严重羊水过少。近年提倡应用羊水指数法，比羊水量更敏感、更准确。将羊水指数≤8.0厘米作为诊断羊水过少的临界值；以羊水指数≤5.0厘米作为诊断羊水过少的绝对值。除羊水池外，B型超声还发现羊水和胎儿交界不清，胎盘胎儿面与胎体明显接触以及肢体挤压卷曲等。

(2)羊水直接测量：破膜时以羊水少于300毫升为诊断羊水过少的标准，其性质黏稠、混浊、暗绿色。另外，在羊膜表面常可见多个圆形或卵圆形结节，直径2～4毫米，淡灰黄色，不透明，内含复层鳞状上皮细胞及胎脂。直接测量法最大缺点是不能早诊断。

(三)饮食调养

1. 基本原则

(1)忌生冷辛辣刺激性食物。

(2)食用高热能、高蛋白、高维生素、叶酸、钙剂等营养丰富易于消化的食物。

2. 药膳食疗方

(1)蜂蜜适量、百沸汤冲服，服一次如未见效，约半小时后再服1次。

(2)香油、蜂蜜各适量，调匀涂于脐部，并加以按摩。

(3)糯米100克，稻草300克(切断)，洗净，加水5碗，煮成1碗后服，如放鸡煮效果更好。

(四)治疗

1. 西医治疗 羊水过少是胎儿危险极其重要的信号。若妊娠已足月，应尽快破膜引产，破膜后羊水少且黏稠，有严重胎粪污染，同时出现胎儿窘迫的其他表现，估计短时间内不能结束分娩，在除外胎儿畸形后，应选择剖宫产结束分娩。剖宫产比阴道分娩可明显降低围生儿死亡率。

近年来，应用羊膜腔输液防治妊娠中晚期羊水过少取得良好效果。方法之一是产时羊膜腔安放测压导管及头皮电极监护胎儿，将37℃的0.9%氯化钠液，以每分钟15～20毫升的速度灌注羊膜腔，一直滴至胎心率变异减速消失，或羊水指数达到8厘米。通常解除胎心变异减速约需输注0.9%氯化钠液250毫升(100～700毫升)。若输注800毫升变异减速仍不消失为失败。通过羊膜腔输液可解除脐带受压，使胎心变异减速率、胎粪排出率及剖宫产率降低，提高新生儿成活率，是一种安全、经济、有效的方法，但多次羊膜腔输液有发生绒毛膜羊膜炎等并发症的可能。

2. 中医治疗 本病治疗重在养气血、补脾胃，使其精血充足，胎有所养。排除胎儿畸形后可按下法治疗。

(1)气血虚弱

主症：妊娠四五个月后，腹形小于妊娠月份，胎儿存活，面色萎黄，身体羸弱，头晕心悸，少气懒言，舌质淡嫩，苔少，脉细弱无力。

治则:补气益血养胎。

方药:当归 10 克,熟地黄 15 克,白芍 15 克,人参 15 克,茯苓 15 克,白术 12 克,炙甘草 6 克。

用法:每日 1 剂,水煎服。

(2)脾肾不足

主症:妊娠腹形明显小于妊娠月份,胎儿存活,腰膝疲软,纳少便溏,或形寒畏冷,手足不温,舌质淡,苔白,脉沉迟。

治则:补益脾肾,养胎长胎。

方药:覆盆子 15 克,人参 15 克,白术 12 克,山药 15 克。

用法:每日 1 剂,水煎服。

十五、死　胎

妊娠 20 周后的胎儿在子宫内死亡,称死胎。胎儿在分娩过程中死亡,称死产,亦是死胎的一种。死胎在宫腔内停留过久,能引起母体凝血功能障碍。

(一)病因

1. 胎盘及脐带因素　如前置胎盘、胎盘早剥、脐带帆状附着血管前置、急性绒毛膜羊膜炎、脐带打结、脐带扭转、脐带脱垂、脐带绕颈缠体等。

2. 胎儿因素　如胎儿严重畸形,胎儿宫内发育迟缓、胎儿宫内感染、遗传性疾病、母儿血型不合等。

3. 孕妇因素　如妊娠高血压综合征、过期妊娠、糖尿病、慢性肾炎、心血管疾病、全身和腹腔感染、各种原因引起的休克等。

4. 子宫局部因素 子宫张力过大或收缩力过强、子宫肌瘤、子宫畸形、子宫破裂等致局部缺血而影响胎盘、胎儿。

(二)诊断要点

1. 临床表现 当胎儿死亡,孕妇自觉胎动停止,子宫不再继续增大,体重下降,乳房胀感消失。胎儿死亡后约80%在2～3周自然娩出。若死亡后3周仍未排出,退行性变的胎盘组织释放凝血活酶进入母体血液循环,激活血管内凝血因子,引起弥散性血管内凝血,消耗血中纤维蛋白原及血小板等凝血因子。胎死宫内4周以上发生弥散性血管内凝血机会明显增多,可引起分娩时的严重出血。

根据自觉胎动停止,子宫停止增长,检查胎心听不到,子宫比妊娠周数小,可考虑为死胎。

2. 辅助检查 B型超声发现胎心和胎动消失是诊断死胎的可靠依据。若死亡过久可见颅板塌陷,颅骨重叠,呈袋状变形,可诊断为死胎。多普勒胎心仪听不到胎心可协助确诊。

(三)饮食调节

1. 基本原则 多食营养丰富而且容易消化的食物。

2. 药膳食疗方

(1)艾叶9克,干姜9克,米醋100毫升,红糖适量。艾叶、干姜加水煎汤后去渣,入米醋、红糖再煎片刻,温服。

(2)党参15克,大枣20枚,红糖适量,水煎服。

(3)黑豆150克,炒熟,入醋200毫升,煎3～5沸,去豆,分 3 次服。

(四)治疗

1. 西医治疗 死胎一经确诊,应予引产,经羊膜腔内注入依沙吖啶引产或地诺前列酮引产,成功率均很高。在促宫颈成熟的基础上,也可用缩宫素静脉滴注法或米非司酮加米索前列醇引产。

胎儿死亡 4 周尚未排出者,应做有关凝血功能的检查。若纤维蛋白原含量<1.5 克/升,血小板<100×10^9/升时,可用肝素治疗,剂量为每次 0.5 毫克/千克,每 6 小时给药 1 次。用药期间以试管凝血时间监测。一般用药 24～48 小时后可使纤维蛋白原和血小板恢复到有效止血水平,然后再引产,并备新鲜血。注意预防产后出血和感染,产后仔细检查胎盘,脐带及胎儿,寻找死胎发生的原因。

2. 中医治疗 死胎一经确诊,应立即处理,从速促其下胎。在下胎之时,有时出现阴道大量出血,或出现弥散性血管内凝血,应尽快取出死胎,以免重伤气血,危及孕妇生命。必要时除采用上述西医治疗方法以外,还可用中医辨证论治方法。

(1)气血虚弱

主症:胎死腹中,腹部不再继续增大,胎心胎动停止,小腹疼痛或有冷感,精神疲倦,面色苍白,气短懒言,纳呆,或口有恶臭,舌淡苔薄腻,脉虚大而涩。

治则:养血活血,益气下胎。

方药:人参 30 克,当归 30 克,益母草 30 克,赤石脂 20 克,炒黑芥穗 10 克。

用法：每日1剂，水煎服。

(2)脾虚湿困

主症：子死腹中，久不产下，胸腹满闷，小腹疼痛，神疲嗜睡，口出秽气，苔白厚腻，脉濡细。

治则：燥湿健脾，行气下胎。

方药：苍术15克，厚朴15克，陈皮12克，甘草6克，枳实15克，芒硝30克。

用法：每日1剂，水煎服。

(3)血瘀

主症：妊娠胎动停止，阴道不时下血，色紫黑，小腹疼痛，面色青黯，口出恶臭，口唇舌青，舌紫黯，脉沉涩。

治则：活血行气，祛瘀下胎。

方药：当归30克，肉桂6克，车前子15克，牛膝20克，红花15克。

用法：每日1剂，水煎服。

第三章　哺乳期疾病防治

一、产褥感染

产褥感染是指在分娩和产褥期，生殖道受病原体侵袭而引起局部和全身的感染。产褥感染是常见的产褥期并发症，其发病率为6%左右，对产妇构成严重威胁。产褥感染、产后出血、妊娠合并心脏病、重度妊娠高血压综合征仍是导致孕产妇死亡的四大原因。

(一)病因

1. 诱因　分娩降低或破坏了女性生殖道的防御功能和自净作用，增加病原体侵入生殖道的机会。若产妇体质虚弱、营养不良、孕期贫血、妊娠晚期性生活、胎膜早破、羊膜腔感染、慢性疾病、产科手术操作、产程延长、产前产后出血过多等，机体抵抗力下降，均可成为产褥感染的诱因。

2. 病原体种类　孕期及产褥期生殖道内有大量需氧菌、厌氧菌、真菌、衣原体及支原体等寄生，以厌氧菌为主，许多非致病菌在特定环境下可以致病。

(1)需氧性链球菌：是外源性产褥感染的主要致病菌。β-溶血性链球菌致病性最强，能产生外毒素与溶组织酶，引起严重感染，病变迅速扩散，严重者可致败血症。其临床特点为发热早，体温超过 38℃，有寒战、心率快、腹胀、子宫复旧不良、子宫旁或附件区触痛，甚至并发败血症。

(2)厌氧性链球菌：存在于正常阴道中，以消化链球菌和消化球菌最常见。当产道损伤、胎盘残留、局部组织坏死缺氧时，细菌迅速繁殖，与大肠埃希菌混合感染，放出异常恶臭气味。

(3)大肠埃希菌属：大肠埃希菌与其相关的革兰阴性杆菌、变形杆菌是外源性感染的主要致病菌，是菌血症和感染性休克最常见的病原菌。它寄生在阴道、会阴、尿道口周围，在不同环境对抗生素敏感性有很大差异，需行药物敏感试验。

(4)葡萄球菌：主要致病菌是金黄色葡萄球菌和表皮葡萄球菌。金黄色葡萄球菌多为外源性感染，容易引起伤口严重感染。表皮葡萄球菌存在于阴道菌群中，引起的感染较轻。

(5)厌氧类杆菌属：为一组厌氧的革兰阴性杆菌，有加速血液凝固的特点，可引起感染邻近部位的血栓性静脉炎。

3. 感染来源 分娩后产道创伤，创面被病原体感染，来源有以下两种。

(1)内源性感染：正常孕妇生殖道或其他部位寄生的病原体，多数并不致病，当抵抗力降低等感染诱因出现时才可感染致病。

(2)外源性感染：由被污染的衣物、用具、各种手术器械、物品等均可造成感染。近年研究表明，内源性感染更重要，因孕妇生殖道病原体不仅可以导致产褥感染，而且还能通过胎盘、胎膜、羊水间接感染胎儿，导致流产、早产、胎儿发育不良、胎膜早破、死胎等。

(二)诊断要点

1. 临床表现

(1)急性外阴、阴道、宫颈炎：分娩时会阴部损伤或手术产导致感染，表现为局部灼热、疼痛、下坠，局部伤口红肿、发硬、伤口裂开，脓液流出。阴道裂伤及挫伤感染表现为黏膜充血、溃疡、脓性分泌物增多，日后导致阴道壁粘连，甚至闭锁。宫颈裂伤感染向深部蔓延，可达宫旁组织，引起盆腔结缔组织炎。

(2)急性子宫内膜炎、子宫肌炎：病原体经胎盘剥离面侵入，扩散到子宫蜕膜层称子宫内膜炎，侵及子宫肌层称子宫肌炎。两者常伴发，表现为发热、恶露增多有臭味、下腹疼痛及压痛、白细胞增高。

(3)急性盆腔结缔组织炎、急性输卵管炎：病原体沿宫旁淋巴和血行达宫旁组织，出现急性炎性反应而形成炎性包块；同时波及输卵管系膜、管壁。产妇表现为寒战、高热、下腹痛，严重者侵及整个盆腔，形成“冰冻骨盆”。淋病奈氏菌沿生殖道黏膜上行感染，达输卵管与盆腹腔，形成脓肿后，高热不退。

(4)急性盆腔腹膜炎及弥漫性腹膜炎：炎症继续发展，扩散至子宫浆膜，形成盆腔腹膜炎；继而发展成弥漫性腹膜炎，出现全身中毒症状，如高热、恶心、呕吐、腹胀，检查时下腹部有明显压痛、反跳痛，腹膜面分泌大量渗出液，纤维蛋白覆盖引起肠粘连，也可在直肠子宫陷凹形成局限性脓肿。若脓肿波及肠管与膀胱则可出现腹泻、里急后重与排尿困难。急性期治疗不彻底可发展成慢性盆腔炎而导致不孕。

(5)血栓静脉炎

①盆腔内栓塞静脉炎。常侵及子宫静脉、卵巢静脉、髂内静脉、髂总静脉及阴道静脉,厌氧性细菌为常见病原体。病变单侧居多,产后1～2周多见,表现为寒战、高热并反复发作,持续数周,局部检查不易与盆腔结缔组织炎鉴别。

②下肢血栓静脉炎。病变多在股静脉、腘静脉及大隐静脉,表现弛张热,下肢持续性疼痛,局部静脉压痛或触及硬索状,使血液回流受阻,引起下肢水肿,皮肤发白,习称"股白肿"。病变轻时无明显阳性体征,彩色超声多普勒检查可协助诊断。下肢血栓静脉炎多继发于盆腔静脉炎。

(6)脓毒血症及败血症:感染血栓脱落进入血液循环可引起脓毒血症,若细菌大量进入血液循环并繁殖形成败血症,表现为持续高热、寒战、全身明显中毒症状,可危及生命。

2. 辅助检查 如B型超声、彩色超声多普勒、CT、磁共振等检测手段,能够对感染形成的炎性包块、脓肿及静脉血栓做出定位和定性诊断。检测血清C反应蛋白＞8毫克/升,有助于早期诊断感染。

(三)生活调理

产后要注意卫生,纸垫要消毒,并要勤换。外阴每天用温水或1∶5 000高锰酸钾冲洗。适当活动,如盆腔感染,应取半坐位,以利于恶露的排出。保持精神愉快,心情舒畅,避免精神刺激。

(四)饮食调养

1. 基本原则 进食易消化、清淡及富含营养的食物。禁忌辛热、油腻食物。

2. 药膳食疗方

(1)金银花、鱼腥草各30克,益母草15克,芦根30克,粳米50克,红糖适量。将中药浸泡1小时后加水煎煮,去渣取汁,加入洗净的粳米,熬成粥,加红糖即可。每日1剂,温热服食。用于清热解毒,凉血化瘀。

(2)连翘、生地黄各15克,赤芍、葛根、枳壳、甘草各10克,核桃仁15克,红花12克,金银花、益母草各15克,石膏30克,粳米100克,红糖25克。将上药用凉水浸泡1小时后,煎熬2次,将2次的药汁混合一起,每次取半量放入洗净的粳米中煮成粥,再加入红糖即可。每日1剂,分2次食用。用于清热解毒,凉血化瘀。

(五)预防

加强孕期保健及卫生宣传,临产前2个月内避免盆浴和性生活。积极治疗贫血和内科疾病。严格无菌操作,减少不必要的阴道检查及手术操作。避免产程过长及产后出血。产后仔细检查软产道,及时发现和处理异常情况。产褥期保持会阴部清洁,每日擦洗2次。预防性应用抗生素。

(六)治疗

1. 西医治疗

(1)一般治疗

①高热患者给予物理降温,头部放置冰袋并用酒精擦身。

②保持外阴清洁,每日用 1∶1 000 苯扎溴铵溶液擦洗 2 次。勤换内裤,垫清洁卫生护垫,便后擦洗。

③伤口未化脓者可行局部红外线照射或热敷。

④伤口化脓者应及时拆除缝线,以利排脓,并用 1∶5 000 呋喃西林溶液冲洗。

⑤便秘者若 3 日无大便时,给予开塞露塞肛或肥皂水灌肠。

⑥注意患者全身情况,保持营养充足,水及电解质平衡。有中毒性休克出现时治疗休克。

(2)应用抗生素:青霉素每日 800 万单位,分 2 次肌内注射或静脉滴注;也可用新霉素、氯唑西林、氨苄西林、羧苄西林、头孢菌素、庆大霉素或阿米卡星等。有条件者,做细菌培养及药物敏感试验。

(3)使用宫缩药:如麦角流浸膏、益母草膏、产妇康或缩宫素等。

(4)其他:有脓肿形成时可切开引流。

2. 中医治疗

(1)中药治疗:本病属感染邪毒直中胞宫,与瘀血互结,甚或热毒内陷,损伤营阴,热扰神明,出现神昏惊厥等危候,故治疗以清热解毒,凉血化瘀为主。热入营血者,应清热解毒,泄热护阴,加用养阴凉血之品;热陷心包,甚或亡阳者,急宜清心凉血,开窍或回阳救逆。

①感染邪毒

主症：产后高热寒战，小腹疼痛，拒按，恶露量多或量少，色紫暗如败酱，有臭味，病变局部红肿热痛，甚或脓肿形成，心烦口渴，大便秘结，小便黄赤，舌红，苔黄或腻，脉滑数。

治则：清热解毒，凉血化瘀。

方药：蒲公英 20 克，金银花 20 克，紫花地丁 10 克，野菊花 20 克，天葵子 10 克，蒲黄 10 克，五灵脂 10 克，益母草 20 克，牡丹皮 10 克，赤芍 10 克，鱼腥草 15 克。

用法：每日 1 剂，水煎服。

加减：汗多，烦渴不解者，此为热在气分，热伤津液之象，加生石膏 20 克，天花粉 20 克，芦根 15 克，以清热生津；小便涩痛者，加竹叶、泽泻各 10 克；大便秘结者，加生大黄 6 克，芒硝 10 克，以清热泻下；若下肢肿胀、疼痛者，加桃仁 10 克，当归 10 克，川芎 10 克，以活血化瘀。

②热入营血

主症：高热不退，心烦汗出，斑疹隐隐，舌红绛，苔黄燥，脉弦细而数。

治则：清营解毒，泻热护阴。

方药：水牛角 20 克，生地黄 15 克，玄参 12 克，竹叶 6 克，麦冬 12 克，丹参 20 克，黄连 3 克，金银花 10 克，连翘 10 克，紫花地丁 15 克，七叶一枝花 20 克。

用法：每日 1 剂，水煎服。

加减：口渴喜饮者，加沙参、麦冬各 12 克；纳呆食少者，加陈皮、莱菔子各 10 克，焦山楂、焦神曲、焦麦芽各 15 克。

③热入心包

主症：高热不退，神昏谵语，甚至昏迷，面色苍白，四肢厥冷，脉细数无力。

治则：清心开窍。

方药：水牛角20克，生地黄15克，牡丹皮15克，赤芍10克。

用法：每日1剂，水煎服。

加减：若上述症状进一步发展到热深厥脱，出现冷汗淋漓、四肢厥冷、脉微欲绝等亡阳证候，则急宜回阳救逆。方用独参汤(《十药神书》)、生脉饮(《温病条辨》)或参附汤。(《妇人大全良方》)

独参汤：人参15～20克，大补元气，固脱生津安神。

生脉饮：人参10克，麦冬30克，五味子15克，益气养阴。

参附汤：人参15～30克，熟附子10克，大补元气，回阳救逆。

固脱法与开窍法可合并应用，以扶正祛邪，开闭固脱。固脱法是用于病情危急之际的一种应急措施，用药务必及时快速，但适可而止，一旦阳回脱止，即应根据具体症候辨证论治。

(2)验方

①紫花地丁、败酱草、鸭跖草各30克。每日1剂，水煎服。

②益母草15克，麦冬、桔梗、连翘、当归、桃仁、红花、泽兰、紫草各9克，川芎6克。每日1剂，水煎服。虚象明显者，加人参9克。

二、急性乳腺炎

急性乳腺炎是由细菌感染所致的急性乳房炎症，常在短期内形成脓肿，多由金黄色葡萄球菌或链球菌沿淋巴管入侵所致。多见于产后2～6周哺乳妇女，尤其是初产妇。病菌一般从乳头破口或皲裂处侵入，也可直接侵入引起感染。本病虽然有特效治疗，但发病后痛苦，乳腺组织破坏引起乳房变形，影响喂奶。因此，对本病的预防重于治疗。

（一）病因

1. 乳汁淤积 由于乳头发育不良（过小或内陷），阻碍哺乳；乳汁过多或婴儿吸乳汁较少，不能使乳汁完全排空，乳管不通，影响排乳。

2. 细菌侵入 乳头破裂、乳晕周围皮肤感染而引起；婴儿口腔感染，使细菌进入乳腺而感染。

（二）诊断要点

1. 临床表现

（1）有乳头创伤或乳头发育不良史，开始有发冷，而后高热，寒战，头痛，乳房胀痛或搏动性疼痛。

（2）早期乳房肿胀，局部硬结，进而红、肿、热、压痛，形成脓肿则有波动感，感染表浅者可自行破溃，患侧腋窝淋巴肿大，压痛。

（3）急性乳腺炎并发症

①脓毒血症和菌血症。病程进入急性化脓性乳腺炎阶段,患者可并发脓毒血症和菌血症。此时患者持续高热,面色潮红,谵妄,可出现转移性脓肿。

②乳房瘘管。脓肿形成期,脓肿可向内或向外破溃,形成皮肤破口和乳腺瘘管。如处理不当可形成长期不愈的脓瘘或乳瘘,临床可见从瘘管排出乳汁及脓液。

2. 辅助检查

(1)血常规检验:白细胞总数升高,中性粒细胞亦可增高;病程长者,可出现血红蛋白降低。

(2)B超检查:乳房有边界不清的包块,化脓后可见液性暗区。

(三)饮食调养

1. 基本原则

(1)禁忌辛辣燥热、油腻、热性食物和有发奶作用的食物。

(2)宜食清淡、富有营养的新鲜蔬菜、水果,以及乳鸽、牛肉、鸡蛋、黄鳝、黄豆、桂圆肉、大枣、人参、黄芪等。

2. 药膳食疗方

(1)蒲公英50克,金银花、紫花地丁各30克,粳米100克,白糖20克。将中药浸泡1小时后,煎熬2次,2次的药汁加入粳米中,再加适量水,煮成粥加白糖即可。每日3次,温热食用。用于清热解毒。

(2)蒲公英10克,绿豆50克,粳米100克,白糖适量。将蒲公英洗净,加水煎熬,去渣取汁约200毫升,再加绿豆和粳米及适量的水,煮成粥,加入白糖即可。每日3次。用于清热解毒，泻火利湿，消疮除烦。

(四)预防

避免乳汁淤积，防止乳头损伤，保持局部清洁。妊娠期应经常用温水、肥皂水清洗乳头；有乳头内陷，要经常挤捏、提拉进行矫正。要养成良好的哺乳习惯。婴儿不能含乳头睡觉，每次哺乳应将乳汁吸空，如有淤积，可用吸奶器吸出剩余的乳汁，哺乳后应清洗乳头。乳头有皲裂时，要及时治疗。

(五)治疗

1. 西医治疗

(1)一般治疗：未形成脓肿之前，患乳应暂停哺乳，同时用吸奶器将淤积的乳汁吸出，或用按摩的方法将乳汁挤出。

(2)抗感染治疗

①青霉素不过敏者，青霉素100万单位，生理盐水20毫升，注射在炎症区周围，同时局部热敷。

②青霉素400万单位，生理盐水250毫升，静脉滴注，每日2次；或用头孢曲松钠2克，生理盐水250毫升，静脉滴注，每日2次。

(3)切开引流：已形成脓肿后，主要治疗措施是及时切开引流。切开引流为避免手术损伤乳管而形成乳瘘，切口应循乳管方向做放射状，至乳晕处止。深部脓肿或乳房后脓肿可沿乳房下缘做弧形切口，将乳房与胸大肌筋膜分离后，上翻乳房，切开脓腔。此切口引流通畅，并避免乳管损伤。乳晕下脓肿应做沿乳晕边缘的弧形切口。如炎症明显而波动感不明显时，需用稍粗针头在压痛最明显处试行穿刺，及早发现深部脓肿。如有数个脓腔,应以手指深入脓腔,轻轻分离多房脓肿的隔膜以利引流。为使引流通畅,可在探查脓腔时找到脓肿的最低部位,另做切口做对口引流。

2. 中医治疗

(1)中药治疗:以清热解毒,疏肝清胃为主。

①初期。用瓜蒌牛蒡汤加减。熟牛蒡子、生栀子、金银花、连翘各 9 克,全瓜蒌(打碎)、蒲公英各 12 克,橘皮、柴胡各 5 克,黄芩 9 克。每日 1 剂,水煎服。

②中期。用瓜蒌牛蒡汤,加穿山甲 15 克,皂角刺 10 克,当归尾 15 克,赤芍 10 克。每日 1 剂,水煎服。

③后期。用四妙汤加减。炙黄芪、金银花、当归各 20 克,炙甘草 10 克,蒲公英 15 克。每日 1 剂,水煎服。

(2)验方

①熟牛蒡子、生栀子各 10 克,金银花 20 克,连翘 10 克,瓜蒌 15 克,蒲公英 20 克,柴胡 10 克,黄芩 12 克,陈皮、甘草各 10 克。每日 1 剂,水煎服。清热解毒,通乳。

②金银花、连翘各 20 克,柴胡 19 克,白芷 10 克,蒲公英 30 克,赤芍、青皮各 10 克,瓜蒌 15 克,陈皮、甘草各 10 克。每日 1 剂,水煎服。清热解毒,消肿止痛。

(3)其他疗法

①物理疗法。频谱照射局部,每次 30 分,每日 2 次。

②局部外敷。将硫酸镁 100 克,桃仁泥 20 克,穿山甲(研粉)25 克,薄荷油 3 克,凡士林 100 克。调匀,敷于患处,每日 1 次,连敷 1 周;生大黄(研粉)、芒硝各等份,凡士林适量,用开水调匀,将药摊于纱布上,贴敷于乳房红肿部位,每日 3～4 次。

③推拿按摩法。在形成炎症肿块时,可用推拿法将乳汁挤出,推拿时要从炎症肿块处向乳头方向推挤,使乳汁排出。

三、产后缺乳

哺乳期内产妇乳汁极少,甚或全无者,称为“缺乳”。亦称“产后乳汁不行”、“乳汁不足”、“产后乳无汁”。缺乳以产后第2～15日为常见,也可发生在整个哺乳期。乳汁甚少则是根据乳汁分泌量是否足够喂养婴儿为标准。

(一)病因

乳汁的分泌与乳腺的发育、胎盘功能及全身情况有密切关系。垂体功能低下或孕期胎盘功能不全时,由于促性腺激素,促肾上腺皮质激素,生长激素及雌、孕激素分泌不足,有碍乳腺的发育,影响产后乳汁分泌。此外,乳汁的产生还与产妇营养、睡眠、情绪、健康状况等密切相关。若发生营养不良,精神恐惧或抑郁,可直接影响丘脑下部,致使垂体前叶促乳激素分泌减少,因而乳汁不分泌或分泌量减少。因此,缺乳发生的主要机制与乳腺发育不良、营养障碍、产时失血过多、情志不畅等有关。

(二)诊断要点

1. 临床表现 产妇在哺乳期中,乳汁甚少,不足以喂养婴儿或全无乳汁。

2. 辅助检查 可行乳房B超、红外线、X线检查及女性激素测定，以排除先天性乳腺发育不良或乳房手术、乳络受损所致者。

(三)生活调理

提倡早期哺乳，定时哺乳，促进乳汁的分泌。加强产后营养，进食富含蛋白质食物和新鲜蔬菜、水果，以及充足的汤水(如豆浆、花生浆、猪蹄汤、肉骨汤及牛奶等)。保持情绪乐观，心情舒畅。适当锻炼，维护气血和调。

(四)饮食调养

1. 基本原则

(1)忌饮用麦乳精，忌食盐过多，忌食烧焦成炭食物，忌食刺激性食物。

(2)食用容易消化、营养丰富和能催乳的饮食。汤水一定要充足，保证乳汁对水分的需要。

2. 药膳食疗方

(1)猪蹄 1～2 个，通草 3～5 克，漏芦 10～15 克，佛手 12 克，大米 100 克，葱白 2 茎。先将猪蹄去毛，洗净；通草、漏芦、佛手水煎取汁去渣。然后将猪蹄汤和药汁同大米煮粥，待粥将熟时，放入葱白稍煮即可。每日 2 次，温热食。

(2)白术、白芍、当归、麦冬、柴胡各 9 克，熟地黄 12 克，通草 3 克，远志、甘草各 6 克，大米 100 克，红糖适量。将白术、白芍、当归、麦冬、柴胡、熟地黄、通草、远志、甘草加水煎煮，取汁去渣，放入洗净的大米和红糖煮成稀粥即成。每日 1 剂，早晚空腹时服食。

(3)鲜鲤鱼 500 克，大米 50 克。鲤鱼去鳞及脏杂，与淘洗干净的大米共煮粥,不放食盐,淡吃。

(4)猪排骨 500 克,通草 6 克。加水适量,煮排骨 2 小时,1 次喝完汤,每日 1 剂,连用 3～5 日。

(五)预防

产前加强乳房护理,经常清洗和按摩乳房。孕期做好乳头护理,产检时若发现乳头凹陷者,要嘱孕妇经常把乳头向外拉,并常用肥皂水擦洗乳头,防止乳头皲裂。纠正孕期贫血,预防产后大出血。

(六)治疗

1. 西医治疗 经上述食疗方,缺乳状况仍无改善,可在医生指导下使用催乳药,如催乳素每周 100～200 单位,皮下或肌内注射。

2. 中医治疗

(1)中医辨证论治:中医学认为,缺乳的发生主要与乳汁化生不足或乳络不畅有关,有虚有实。虚者系脾胃虚弱,气血不足,乳汁乏源;实者乃肝气郁结,痰气壅阻,乳腺不通所致。本病应根据乳汁清稀黏稠、乳房有无胀痛,结合舌脉及其他症状以辨其虚实。治疗应以调理气血,通络下乳为主。

①气血虚弱

主症:产后乳汁少甚或全无,乳汁稀薄,乳房柔软无胀感,面色少华,倦怠乏力,舌淡,苔薄白,弦细弱。

治则:补气养血,佐以通乳。

方药:人参 30 克,当归 15 克,麦冬 15 克,木通 15 克,桔梗 15 克,猪蹄 1～2 个。

用法：每日1剂，水煎服。

加减：若纳呆便溏，加茯苓20克，山药20克，白术15克，以健脾渗湿；头晕目眩，心悸怔忡者，加阿胶15克，熟地黄15克，大枣10枚，制何首乌20克，以补血养心。

②肝郁气滞

主症：产后乳汁分泌少，甚或全无，乳房胀硬、疼痛，乳汁稠，伴胸胁胀满，情志抑郁，食欲缺乏，舌质正常，苔薄黄，脉弦或弦滑。

治则：疏肝解郁，通络下乳。

方药：当归30克，白芍15克，生地黄15克，柴胡9克，青皮9克，天花粉15克，漏芦15克，通草15克，桔梗15克，白芷15克，穿山甲15克，王不留行20克，甘草3克。

用法：每日1剂，水煎服。

加减：若纳呆便溏，加茯苓20克，山药20克，白术15克，以健脾渗湿；头晕目眩，心悸怔忡者，加阿胶15克，熟地黄15克，大枣10枚，制何首乌20克，以补血养心。

(2)验方

①猪蹄2只，通草24克，同炖，去通草食猪蹄，喝汤。

②鲤鱼1尾(重200～250克)猪蹄2只，与猪蹄同炖，食鲤鱼、猪蹄，喝汤。

(3)其他疗法

①针刺疗法。针刺人中、合谷、外关、少泽穴；气血虚弱者加足三里穴，可加艾条灸。

②局部外敷。乳房胀痛者可用热水、葱白煎汤洗熨乳房，或以木梳背蘸油烘热，轻梳乳房，以宣通气血。

四、产褥期抑郁症

产褥期抑郁症是指产妇在分娩后出现抑郁症状，是产褥期精神综合征中最常见的一种类型。通常在产后 2 周出现症状。

(一)病因

产褥期抑郁症的发病与分娩情况、产后母乳分泌、环境的急剧变化、家庭社会事件、心理压力等许多因素有关，尤其是过往有精神病病史，产后焦虑，缺乏社会支持及关爱，生活压力大，居住环境不良，以及对“母亲角色”适应不良者发病率较高。

(二)诊断要点

1. 临床表现 一般在产后出现情绪低落、精神抑郁、伤心落泪、悲观厌世、失眠多梦、易激惹、恐怖、焦虑、沮丧和自身及婴儿健康状况的担忧，常失去照顾自己及婴儿的能力，有时会陷入错乱或嗜睡状态。一般在产后 2 周开始出现症状，产后 4～6 周逐渐明显，平均持续 6～8 周，甚则长达数年。若不及时诊治，产妇可出现自杀倾向或伤害婴儿，影响夫妻关系或整个家庭，应当重视，尽早发现，尽快治疗。

2. 辅助检查 血常规检查可有血红蛋白低于正常或各项指标检查均正常。

(三)生活调理

重视围生期及产褥期的心理保健及心理护理。了解患者的心理状态和个性特征,做好思想工作。产前检查时应了解产妇的性格情况,有无精神病家族史和抑郁症表现等。

(四)饮食调养

1. 基本原则

(1)忌食辛辣、生冷、烟、酒等物。

(2)宜食富含营养、清淡、易消化食物。

2. 药膳食疗方

(1)枳实、竹茹、法半夏各 9 克,陈皮 6 克,茯苓、黄芩各 12 克,生姜 3 片,大枣 5 枚,粳米 100 克,红糖适量。将枳实、竹茹、法半夏、陈皮、茯苓、黄芩、生姜、大枣加水煎煮,取汁去渣,放入洗净的粳米煮粥,粥熟后放入红糖即可。每日早晚温热食。

(2)当归 12 克,生地黄、核桃仁各 15 克,红花、枳壳、赤芍、柴胡、桔梗、牛膝各 10 克,甘草 5 克,粳米 100 克,白糖适量。将当归、生地黄、核桃仁、红花、枳壳、赤芍、柴胡、桔梗、牛膝、甘草加水煎煮,取汁去渣,加入洗净的粳米煮粥,粥将成后调入白糖。每日早晚温热食。

(五)预防

对于具有发生抑郁症高危因素的产妇给予足够的重视,帮助调解家庭的婆媳、夫妻关系。加强对孕妇的精神关怀,利用多种渠道普及有关妊娠、分娩常识,缓解孕妇对分娩的恐惧心理。孕妇在分娩过程中，丈夫及家人要多关心、爱护，不要在孕妇面前表现出对生男生女的好恶情绪，减轻产后的应激压力。产后保证充足的睡眠、休息，避免过劳和过重的心理负担，教会患者处理情绪问题的技巧。

(六)治疗

1. 西医治疗

(1)心理治疗：通过心理咨询，了解患者心理状态和个性特征，解除致病的心理因素；关心、照顾产妇，建立良好、融洽的家庭环境氛围，给予足够的社会支持和重视；指导其良好睡眠习惯；配合使用其他心理治疗方法。

(2)药物治疗：应用抗抑郁药物，主要是选择5-羟色胺再吸收抑制药、三环类抗抑郁药。这些药物不进入乳汁中，可用于产褥期抑郁症。

①5-羟色胺再吸收抑制药。氟西汀(百忧解)以每日20毫克为开始剂量，逐渐增至每日80毫克，口服；帕罗西汀以每日20毫克为开始剂量，逐渐增至每日50毫克，口服；舍曲林以每日50毫克开始剂量，逐渐增至每日200毫克，口服。

②三环类抗抑郁药。阿米替林以每日50毫克为开始剂量，逐渐增至每日150毫克，口服。

2. 中医治疗

(1)中医辨证论治：中医学认为，主要病机是血不养心，神明失守。本病辨证应重视产后多虚多瘀及气血变化的特点，根据产后全身症状及舌脉，辨明虚实及在气在血，分而治之。一般而言，产后情绪低落，抑郁焦虑，悲伤欲哭，不能自制，心神不宁，失眠多梦，气短懒言，舌淡，脉细者，多属虚。

产后抑郁寡欢，默默不语，失眠多梦，神志恍惚，舌暗有瘀斑，苔薄，脉弦或涩，多属实。

①心脾两虚证

主症：产后焦虑，忧郁，心神不宁，悲伤欲哭，情绪低落，失眠多梦，健忘，精神萎靡，伴神疲乏力，面色萎黄，纳少便溏，脘闷腹胀，舌淡，苔薄白，脉细弱。

治则：健脾益气，养心安神。

方药：人参 30 克，白术 15 克，黄芪 20 克，茯神 20 克，当归 15 克，远志 9 克，木香 10 克，生姜 10 克，龙眼肉 15 克，酸枣仁 15 克，炙甘草 3 克，大枣 15 克。

用法：每日 1 剂，水煎服。

②瘀血内阻证

主症：产后抑郁寡欢，默默不语，失眠多梦，神志恍惚，恶露淋漓日久，色紫暗有块，面色晦暗，心前区憋闷刺痛，舌暗有瘀斑，苔白，脉弦或涩。

治则：活血逐瘀，镇静安神。

方药：当归 15 克，肉桂 6 克，没药 10 克，琥珀 3 克，赤芍 15 克，白芍 15 克，细辛 3 克，麝香 1.5 克。

用法：每日 1 剂，水煎服。

③肝气郁结证

主症：产后心神抑郁，心神不宁，夜不入寐，或噩梦纷纭，惊恐易醒，恶露量或多或少，色紫黯有块；胸闷纳呆，善太息。苔薄，脉弦。

治则：疏肝解郁，镇静安神。

方药：柴胡 9 克，当归 12 克，白芍 15 克，白术 15 克，茯苓 20 克，甘草 3 克，煨姜 10 克，薄荷 15 克。

用法:每日1剂,水煎服。

(2)验方

①人参10克(或党参30克),麦冬、茯神、远志各10克,大枣10枚,糯米100克,红糖适量。将人参(或党参)、麦冬、茯神、远志、大枣共水煎,取汁去渣,与洗净的糯米同煮为粥,调入红糖即可。每日1～2次,温热食。

②小麦30克,百合、生龙齿各15克,生地黄15～18克。将小麦、百合、生龙齿、生地黄加水煎煮,取汁去渣。每日1剂,分2次服。

(3)中成药

①归脾丸每次6克,每日3次,口服。用于心脾两虚型。

②逍遥丸每次6克,每日3次,口服。用于肝气郁结型。

第四章 围绝经期疾病防治

一、围绝经期综合征

围绝经期是指从卵巢功能开始衰退至绝经后1年。在这段时间内，由于卵巢功能衰退，内分泌变化所引起的一系列躯体和精神心理症状，一般在45～55岁。可干扰妇女正常生活，影响身体健康及工作。正确对待和处理好这一时期的生理变化，对妇女健康的影响和提高妇女后半生的生活质量有着重要意义。

（一）病因

围绝经期的最早变化是卵巢功能衰退，然后才表现为下丘脑和垂体功能退化。此时期卵巢渐趋停止排卵，雌激素分泌减少，而促性腺激素分泌增多。绝经后，卵巢几乎已不能分泌雌激素，但仍分泌雄激素；促性腺激素水平逐渐升高，由于卵泡刺激素（FSH）升高较黄体生成素（LH）显著。老年期雌激素稳定于低水平，促性腺激素也略下降。

1. 卵巢的变化 绝经后妇女卵巢体积缩小，其重量仅为性成熟期妇女卵巢的1/3～1/2。卵巢门血管硬化，动脉分支减少。卵巢皮质变薄，原始卵泡几乎已耗尽，遗留的少数卵泡对促性腺激素刺激又不敏感，以致卵泡成熟发生障碍，不再排卵。

2. 性激素 围绝经期由于卵巢功能衰退，雌激素分泌逐渐减少，孕激素分泌停止，卵巢间质虽能分泌雄激素，由于卵巢内缺乏芳香化酶，不能在卵巢内转化为雌激素，因此绝经后妇女体内仅有低水平的雌激素。与育龄妇女相反，其中雌酮均值高于雌二醇均值。雌酮升高主要是由来自肾上腺皮质及卵巢的雄烯二酮经周围组织中芳香化酶转化的结果，而雌酮、雌二醇也可相互转化。转化的部位主要在肌肉和脂肪，肝、肾、脑等组织也可促使转化。

3，促性腺激素 绝经后由于雌激素水平下降，诱导下丘脑弓状核和室旁核脉冲式分泌促性腺激素释放激素至门脉循环，进而刺激垂体释放卵泡刺激素和黄体生成素增加：同时，由于卵泡产生抑制素减少，也使卵泡刺激素和黄体生成素水平升高。其中卵泡刺激素升高较黄体生成素更显著，绝经后2～3年达最高水平，约持续10年，至老年期下降。

4. 催乳激素 由于雌激素具有肾上腺能耗竭剂的功能，可抑制下丘脑分泌催乳激素抑制因子(PIF)，从而使催乳激素浓度升高。绝经后雌激素水平下降，下丘脑分泌PIF增加，致使催乳激素浓度降低。

5. 促性腺激素释放激素 绝经后促性腺激素释放激素的分泌增加与黄体生成素相平行，说明下丘脑和垂体间仍保持良好功能。

6. 抑制素 绝经期妇女血抑制素浓度下降，较雌二醇下降早且明显，可能成为反映卵巢功能衰退更敏感的标志。

(二)诊断要点

1. 临床表现

(1)月经紊乱:绝经前半数以上妇女出现月经紊乱,多为月经周期不规则,持续时间长及月经量增加,系无排卵性周期引起。致生育力低下,但有意外妊娠可能。围绝经期及绝经后妇女出现异常子宫出血,一定要警惕子宫内膜癌的发生,应取子宫内膜做活检。此外,尚需考虑宫颈癌、子宫息肉或肌瘤可能。

(2)全身症状

①潮热。为围绝经期最常见症状,表现为面部和颈部皮肤阵阵发红,伴有轰热,继之出汗,一般持续1～3分钟。症状轻者每日发作数次,严重者十余次或更多,夜间或应激状态易促发。

②自主神经失调症状。常出现心悸、眩晕、头痛、失眠、耳鸣等。

③精神神经症状。围绝经期妇女往往感觉注意力不易集中,并且情绪波动大。表现为激动易怒、焦虑不安或情绪低落、抑郁、不能自我控制等情绪症状,记忆力减退也较常见。

④泌尿生殖道症状。主要表现为泌尿生殖道萎缩症状,出现阴道干燥、性交困难及反复阴道感染,排尿困难、尿痛、尿急等反复发生的尿路感染。

⑤心血管疾病。绝经后妇女易发生动脉粥样硬化、心肌缺血、心肌梗死、高血压和脑卒中。因绝经后雌激素水平低下,使血胆固醇水平升高,各种脂蛋白增加,而高密度脂蛋

白/低密度脂蛋白比率降低。

⑥骨质疏松。绝经后妇女骨质吸收速度快于骨质生成，促使骨质丢失变为疏松，围绝经期过程中约25%妇女患有骨质疏松症，其发生与雌激素下降有关。

⑦皮肤和毛发的变化。雌激素不足使皮肤胶原纤维丧失，皮肤皱纹增多加深，皮肤色素沉着，出现斑点，皮肤营养障碍易发生围绝经期皮炎、瘙痒、多汗、水肿，暴露区皮肤经常受日光刺激易致皮肤癌。

2. 辅助检查

(1)血清卵泡刺激素值及雌二醇值测定：应检查血清卵泡刺激素及雌二醇值了解卵巢功能。绝经过渡期血清卵泡刺激素>10单位/升，提示卵巢储备功能下降，闭经；卵泡刺激素>40单位/升并且雌二醇值<10～20皮克/毫升，提示卵巢功能衰竭。

(2)氯米芬兴奋试验：月经第五日口服氯米芬，每日50毫克，共5日，停药第一日测血清卵泡刺激素>12单位/升，提示卵巢储备功能降低。

(3)X线检查：表现出骨质疏松。

(三)饮食调养

1. 基本原则

(1)多吃含优质蛋白的食物，如鸡蛋、猪瘦肉、鱼、大豆及其制品等。

(2)多吃富含钙、铁、铜的食物，如牛奶、海鲜、绿叶蔬菜、水果、干果等。多吃含B族维生素、维生素C的食物，如全麦、豆类、糙米、猪瘦肉、新鲜水果和蔬菜等。

(3)少吃含胆固醇高的动物内脏、无鳞鱼和有刺激性的食物。

2. 药膳食疗方

(1)酸枣仁、生地黄各30克,粳米100克。将酸枣仁加水研碎,取汁100毫升,生地黄煎汁100毫升,粳米煮成粥后加酸枣汁和生地黄汁即可。趁热食粥,每日1次。用于补阴清热,安神除烦。

(2)沙参20克,冬虫夏草10克,净乌鸡1只。将乌鸡去内脏,加水适量,与前两味一起煎汤。饮汤,食肉,每日1次。滋肾潜阳。

(四)治疗

1. 西医治疗

(1)甲丙氨酯(眠尔通)每次200～400毫克,每日3次,口服;羟嗪(安他乐)每次25～50毫克,每日3次,口服。

(2)精神抑郁者,哌甲酯(利他林)每次5毫克,每日2次,口服;或异卡波肼(闷可乐)每次10毫克,每日2次,口服。

(3)谷维素每次10～20毫克,每日3次,口服;或用更年康治疗。

(4)激素替代疗法要掌握好适应证和禁忌证。雌激素替代适用于具有雌激素水平低下症状或体征,而无禁忌证者。禁忌证有妊娠、不明原因的子宫出血、血栓性静脉炎、胆囊疾病、肝脏疾病、乳腺癌、血栓性疾病。倍美力,自月经第五日开始服用,每日1粒,连服21日;尼尔雌醇,每半个月服1片;妇炎宁1粒,放阴道,每晚1次,连用7日。

2. 中医治疗

(1)中医辨证施治:本病的主要病因在于肾的阴阳失衡,或因肾阴虚不能涵养心肝,致心肝气火偏旺;或因阴虚及阳虚,心脾失调所致。治疗当以滋肾为主,偏于阳虚的,以补阳调脾。

①偏阴虚证

主症:月经后期,量少,或先期,量多,色红,质稠,烦躁失眠,五心烦热,头晕耳鸣,腰膝酸软,大便干燥,舌红少苔,脉细数。

治则:滋阴宁神。

方药:左归饮加减。熟地黄、山药、枸杞子、山茱萸各10克,钩藤、紫贝齿各15克,炒酸枣仁12克,莲子心3克。

用法:每日1剂,水煎服。

加减:脾胃不和,兼见胃脘胀痛,大便溏薄,神疲乏力者,去熟地黄,加佛手片6克,炒白术10克,茯苓15克。

②偏阳虚证

主症:月经后期,量少,色淡无血块,心烦少寐,纳差腹胀,大便溏薄,神疲乏力,面浮足肿,形寒肢冷,舌淡,苔薄白,脉沉细无力。

治则:温肾扶阳。

方药:右归丸加减。干地黄、山茱萸、枸杞子、党参、白术、茯苓各10克,淫羊藿、仙茅、陈皮、炮姜各6克,钩藤、紫贝齿各12克,远志9克。

用法:每日1剂,水煎服。

(2)验方

①玄参、丹参、党参、天冬、麦冬各10克,生地黄15克,

熟地黄12克，柏子仁、酸枣仁各10克，远志5克，当归、茯苓各10克，浮小麦15克，白芍10克，延胡索6克，牡蛎15克，五味子、桔梗各10克。每日1剂，水煎服。用于养心安神，益阴镇静。

②夜交藤30克，炒酸枣仁15克，茯苓、合欢皮、石菖蒲各10克，柴胡12克，生地黄、麦冬、五味子、陈皮、甘草各10克。每日1剂，水煎服。用于滋肾养心，疏肝安神。

(3)针灸治疗：一般毫针取穴风池、百会、悬颅等。耳针取枕、额、脑、神门穴，每次每耳2～3穴，留针20～30分钟，埋针3～7日。

二、闭　经

闭经是妇科疾病中常见的症状。分为原发性闭经、继发性闭经和生理性闭经。原发性闭经是指16岁第二性征已发育，但月经还未来潮者；继发性闭经是指月经建立以后又停止，持续时间相当于3个月经周期以上的时间或月经停止6个月；青春期前、妊娠期、哺乳期及绝经期后的月经不来潮均属生理现象，不属于本文讨论范围。

(一)病因

月经是指子宫内膜周期性变化随之出现的周期性子宫出血。正常月经的建立和维持有赖于下丘脑-垂体-卵巢轴的神经内分泌调节，以及靶器官子宫内膜对性激素的周期性反应，其中任何一个环节发生障碍就会出现月经失调，甚至导致闭经。

1. 原发性闭经 较为少见，往往由于遗传学原因或先天发育缺陷引起。

(1)米勒管发育不全综合征：约20%的青春期原发性闭经伴有子宫阴道发育不全。表现为始基子宫或无子宫、无阴道。而外生殖器、输卵管、卵巢发育正常，女性第二性征正常，30%患者伴肾畸形及12%患者伴骨骼畸形。这是由于副中肾管发育障碍引起的先天性畸形，可能系基因突变所致。

(2)性腺发育不全：占原发性闭经的35%。分为染色体正常或异常两类。

①特纳综合征。因性染色体异常引起，缺少一个X染色体或其分化不完全。核型为X染色体单体(45,XO)或嵌合体(45,XO/46,XX或45,XO/47,XXX)。表现为卵巢不发育，原发性闭经及第二性征发育不良。患者身材矮小，常有蹼颈、盾胸、后发际低、肘外翻、腭高耳低、鱼样嘴等临床特征，可伴主动脉缩窄及肾、骨骼畸形。

②单纯性腺发育不全

★46,XX条索状性腺。体格发育无异常，卵巢呈条索状无功能实体，内无生殖细胞和卵泡，子宫发育不良，外生殖器女型，第二性征发育差，人工周期治疗可有撤药性出血。

★46,XY条索状性腺。又称Swyer综合征。体格发育无异常，主要表现为条索状性腺及原发性闭经。由于Y染色体存在，患者在10～20岁时发生性腺母细胞瘤或无性细胞瘤的危险增高，诊断确定后应切除条索状性腺。

③对抗性卵巢综合征。由于卵巢的胞膜受体缺陷，不能

对促性腺激素产生反应，于是不能分泌激素，不能负反馈抑制垂体。临床特征是卵巢形态饱满，内有多数始基卵泡及少数初级卵泡，第二性征不发育，出现闭经及促性腺激素升高。

④雄激素不敏感综合征。又称睾丸女性化完全型。为男性假两性畸形，染色体核型为46，XY，性腺为睾丸，但未下降而位于腹腔内或腹股沟。睾酮水平虽在男性范围，由于胞质缺乏睾酮受体，故睾酮不发挥生物学效应，但睾酮仍能通过芳香化酶转化为雌激素，故表型为女型，至青春期虽乳房隆起丰满，但乳头发育不良，乳晕苍白，阴毛、腋毛稀少。睾丸又能分泌米勒管抑制因子，故阴道呈凹陷状，子宫及输卵管缺如。

⑤低促性腺索性腺功能减退。是由于下丘脑促性腺激素释放激素分泌缺乏或不足引起。临床以低促性腺激素、低性激素为特征，主要表现为青春期延迟，无月经来潮，无性征发育，而女性内生殖器分化正常。常伴有嗅觉障碍及先天性耳聋。

2. 继发性闭经 发生率较原发性闭经至少高10倍。其病因复杂，根据控制正常月经周期的4个主要环节，以下丘脑性闭经最常见，依次为垂体、卵巢及子宫性闭经，分别占继发性闭经的55%、20%、20%及5%。

(1)下丘脑性闭经：是最常见的一类闭经，以功能性原因为主。下丘脑弓状核含有传导神经内分泌的神经元，接受多处脑区的神经冲动，汇合成信号促使脉冲式释放促性腺激素释放激素。在卵泡期为维持正常卵泡功能，约每90分钟有一次促性腺激素释放激素脉冲频率，若脉冲式分泌模式异常，包括频率、幅度及量的变化，将导致卵泡发育障碍而闭经。

①紧张应激。精神创伤、环境变化等因素均可使机体处于紧张的应激状态，扰乱中枢神经与下丘脑之间的联系，从而影响下丘脑-垂体-卵巢轴而闭经。多见于年轻未婚妇女，从事紧张脑力劳动者。盼子心切或畏惧妊娠等强烈的精神因素也可干扰内分泌功能而发生假孕性闭经。闭经多为一时性，通常很快自行恢复，也有持续时间较长者。

②体重下降和营养缺乏。中枢神经对体重急剧下降极为敏感，而体重又与月经联系紧密，不论单纯性体重下降或真正的神经性厌食均可诱发闭经。单纯性体重下降系指体重减轻标准体重的15％～25％。神经性厌食通常由于内在情感的剧烈矛盾或为保持体型而强迫节食引起的下丘脑功能失调。特征性表现为精神性厌食、严重消瘦和闭经。促性腺激素释放激素浓度降至青春期前水平，以致促性腺激素和雌激素水平低下而发生闭经。

③剧烈运动。剧烈运动(如长跑)易致闭经，原因是多方面的。初潮发生和月经的维持有赖于一定比例的机体脂肪，若运动员肌肉/脂肪比率增加或总体脂肪减少可使月经异常。另外，运动剧增后促性腺激素释放激素的释放受到抑制而引起闭经。

④药物。除垂体腺瘤可引起闭经溢乳综合征外，长期应用某些药物如吩噻嗪衍生物(奋乃静、氯丙嗪)、利舍平及甾体类避孕药，偶尔也可出现闭经和异常乳汁分泌。此种药物性抑制常是可逆的，一般在停药后3～6个月月经自然恢复。

⑤颅咽管瘤。位于蝶鞍上的垂体柄漏斗部前方可发生颅咽管瘤是垂体、下丘脑性闭经的罕见原因，瘤体增大压迫下丘脑和垂体柄时，可引起闭经、生殖器官萎缩、肥胖、颅内

压增高、视力障碍等症状，称肥胖生殖无能营养不良症。

(2)垂体性闭经：主要病变在垂体。腺垂体器质性病变或功能失调可影响促性腺激素的分泌，继而影响卵巢功能而引起闭经。

①垂体梗死。常见的为席汉综合征。由于产后大出血休克，使垂体缺血坏死，尤以腺垂体为敏感，促性腺激素分泌细胞发生坏死，也可累及促甲状腺激素、促肾上腺皮质激素分泌细胞。于是出现闭经，无乳，性欲减退，毛发脱落等症状，第二性征衰退，生殖器官萎缩，还可出现畏寒、嗜睡、低血压及基础代谢率降低。

②垂体肿瘤。位于蝶鞍内的腺垂体各种腺细胞可发生催乳激素腺瘤、生长激素腺瘤、促甲状腺激素腺瘤、促肾上腺皮质激素腺瘤及无功能的垂体腺瘤。不同类型的肿瘤可出现不同症状，但都有闭经表现，这是因为肿瘤压迫分泌细胞，使促性腺激素分泌减少所致。常见的催乳激素细胞肿瘤可引起闭经溢乳综合征。

③空蝶鞍综合征。因鞍膈不全或某种病变，蝶鞍内出现空隙，脑脊液流向蝶鞍的垂体窝，垂体受压缩小，而蝶鞍扩大。因压迫垂体发生高催乳激素血症，常见症状为闭经，有时泌乳。X线检查仅见蝶鞍稍增大；CT或磁共振检查则精确显示，在扩大的垂体窝中，可见萎缩的垂体和低密度的脑脊液。

(3)卵巢性闭经：闭经的原因在卵巢。卵巢分泌的性激素水平低下，子宫内膜不发生周期性变化而导致闭经。

①卵巢早衰。40岁前绝经者称卵巢早衰。表现为继发闭经，常伴更年期症状，具低雌激素及高促性腺激素特征。

卵巢内无卵母细胞或虽有原始卵泡，但对促性腺激素无反应。病因以特发性即无明确诱因的卵巢萎缩及过早绝经最常见。另外，自体免疫病亦可引起本病，循环中存在多种器官特异性自身免疫抗体，卵巢活检见有淋巴细胞浸润。

②卵巢切除或组织破坏。双侧卵巢已手术切除或经放疗破坏卵巢组织，导致闭经。严重的卵巢炎也可破坏卵巢组织而闭经。

③卵巢功能性肿瘤。产生雄激素的睾丸母细胞瘤、卵巢门细胞瘤等，由于过量的雄激素抑制下丘脑-垂体-卵巢轴功能而闭经。分泌雌激素的颗粒-卵泡膜细胞瘤，因持续分泌雌激素抑制了排卵，使子宫内膜增生过长而短暂闭经。

④多囊卵巢综合征。以长期无排卵及高雄激素血症为特征，表现为闭经、不孕、多毛和肥胖，且双侧卵巢增大，持续无排卵。

(4)子宫性闭经：闭经的原因在子宫。此时月经调节功能正常，第二性征发育也往往正常，但子宫内膜受到破坏或对卵巢激素不能产生正常的反应，从而引起闭经。

①Asherman综合征。是子宫性闭经中最常见原因。因人工流产刮宫过度或产后、流产后出血刮宫损伤引起，尤其当伴有子宫内膜炎时更易导致宫腔粘连或闭锁而闭经。颈管粘连者有月经产生，但不能流出；宫腔完全粘连者则无月经。

②子宫内膜炎：结核性子宫内膜炎时，子宫内膜遭受破坏易致闭经。流产或产后感染所致的子宫内膜炎，严重时也可造成闭经。

③子宫切除后或宫腔放射治疗后。手术切除子宫或放

疗破坏子宫内膜而闭经。

(5)其他内分泌功能异常:甲状腺、肾上腺、胰腺等功能紊乱也可引起闭经,常见的疾病为甲状腺功能减退或亢进、肾上腺皮质功能亢进、肾上腺皮质肿瘤等。

(二)诊断要点

1. 临床表现 表现为无月经或月经停止。

2. 辅助检查

(1)药物撤退试验

①孕激素试验。为评估内源性雌激素水平的简单、快速方法。用黄体酮注射液,每日肌内注射 20 毫克,连续 5 日;或口服甲羟孕酮,每日 10 毫克,连用 5 日。停药后 3～7 日出现撤药出血(阳性反应),提示子宫内膜已受一定水平的雌激素影响,但无排卵,外源性孕激素使其发生分泌期变化,停药后内膜剥脱而出血。若孕激素试验无撤药出血(阴性反应),说明患者体内雌激素水平低下,以致对孕激素无反应,应进一步做雌、孕激素序贯试验。

②雌、孕激素序贯试验。嘱患者每晚睡前服己烯雌酚 1 毫克或妊马雌酮 1.25 毫克,连续 20 日。为使停药后子宫内膜脱落完全,最后 5 日加用甲羟孕酮,每日口服 10 毫克,停药后 3～7 日发生撤药出血为阳性,提示子宫内膜功能正常,对甾体激素有反应,闭经是由于患者体内雌激素水平低落所致,应进一步寻找原因。无撤药出血为阴性,则应重复一次试验;若仍无出血,提示子富内膜有缺陷或被破坏,可诊断为子宫性闭经。

(2)子宫功能检查:主要了解子宫、子宫内膜状态及功能。

①诊断性刮宫。适用于已婚妇女，用以了解宫腔深度和宽度，宫颈管或宫腔有无粘连。刮取子宫内膜做病理学检查，可了解子宫内膜对卵巢激素的反应，还可确定子宫内膜结核的诊断，刮出物同时做结核菌培养。在子宫镜直视下观察子宫腔及内膜，更可准确诊断有无宫腔粘连、可疑结核病变，应常规取材送病理学检查。

②子宫输卵管碘油造影。了解子宫腔形态、大小及输卵管情况，用以诊断生殖系统发育不良、畸形、结核及宫腔粘连等病变。

(3)卵巢功能检查

①基础体温测定。黄体酮通过体温调节中枢使体温轻度升高，致使基础体温在正常月经周期中显示为双相型，即月经周期后半期的基础体温较前半期上升 0.3℃～0.6℃。提示卵巢有排卵或黄体形成。

②B 型超声监测。从周期第十日开始用 B 型超声动态监测卵泡发育及排卵情况最简便可靠。卵泡直径达 18～20 毫米时为成熟卵泡，估计在 72 小时内排卵。确定排卵的特征为卵泡突然消失或明显缩小；卵泡边缘模糊，卵泡内呈稀疏光点；直肠子宫陷凹可能出现游离液体。

③宫颈黏液结晶检查。雌激素使宫颈黏液稀薄，拉丝度延长，并出现羊齿植物叶状结晶，羊齿植物叶状结晶越明显、越粗，提示雌激素作用越显著。若涂片上见成排的椭圆体，提示在雌激素作用的基础上已受孕激素影响。

④阴道脱落细胞检查。观察表、中、底层细胞的百分比，表层细胞的百分率越高反映雌激素水平也越高。卵巢早衰者的涂片出现不同程度的雌激素低落或持续雌激素轻度影响。

⑤血甾体激素测定。雌二醇、黄体酮及睾酮的放射免疫测定。血黄体酮水平高，提示排卵。若雌激素浓度低，提示卵巢功能不正常或衰竭；若睾酮值高，提示有多囊卵巢综合征、卵巢男性化肿瘤或睾丸女性化等疾病可能。

⑥卵巢兴奋试验。又称尿促性素（HMG）刺激试验。每日用尿促性素75～150单位，肌内注射，连用4日。自开始注射第六日起，用上述方法了解卵巢能否产生雌激素。若卵巢对垂体激素无反应，提示病变在卵巢；若卵巢有反应，则病变在垂体或垂体以上。

（4）垂体功能检查：雌、孕激素序贯试验阳性提示患者体内雌激素水平低落，为确定原发病因在卵巢、垂体或下丘脑，需做以下检查：

①血催乳激素及垂体促性腺激素测定。血催乳激素＞25微克/升时称高催乳激素血症。血催乳激素升高时应进一步做头颅X线摄片或CT检查，排除垂体肿瘤。月经周期中卵泡刺激素正常值为5～20单位/升，黄体生成素为5～25单位/升。若卵泡刺激素＞40单位/升，提示卵巢功能衰竭；若黄体生成素＞25单位/升，高度怀疑为多囊卵巢；若卵泡刺激素、黄体生成素均＜5单位/升，提示垂体功能减退，病变可能在垂体或下丘脑。必要时测定促甲状腺激素、促肾上腺皮质激素水平。

②垂体兴奋试验。又称促性腺激素释放激素刺激试验，了解垂体对促性腺激素释放激素的反应性。将促黄体生成素释放激素100毫克溶于生理盐水5毫升中，30秒钟内静脉注射完毕，注射前及注射后15、30、60、120分钟分别测定黄体生成素含量。若注射后15～60分钟黄体生成素值较注射

前高2～4倍，说明垂体功能正常，病变在下丘脑；若经多次重复试验，黄体生成素值仍无升高或增高不显著，提示病变在垂体。

③影像学检查。疑有垂体肿瘤时应做蝶鞍X线摄片，肿瘤较大者头颅侧位平片辨认，阴性时需再做CT或MRI检查，以早期发现垂体微腺瘤（直径<1厘米）。疑有子宫畸形、多囊卵巢、肾上腺皮质增生或肿瘤时可做B超检查。

④其他检查：疑有先天性畸形者，应进行染色体核型分析及分带检查。考虑闭经与甲状腺功能异常有关时测定血甲状腺素3、甲状腺素4、促甲状腺素释放激素。闭经与肾上腺功能有关时可做17-羟类固醇或血皮质醇测定。

（三）饮食调养

1. 基本原则

（1）禁忌生冷、辛辣刺激性食物。肥胖者忌食高糖食物，低体重者要增加营养。

（2）注意调节饮食，特别注意蛋白质的摄入，多食养血调经的食物，如核桃仁、山楂、甲鱼、荔枝核、马蹄、莲藕、黑木耳、当归、艾叶等。

（3）消瘦贫血者，应多吃蛋类、乳类、豆类、瘦肉、新鲜蔬菜、水果、黑色食物等。

2. 药膳食疗方

（1）白鸽1只，鳖甲50克。将白鸽去毛和内脏，将鳖甲打碎，放在白鸽的腹中，加水煮烂，加适量调料即可。食肉喝汤，每日1次。用于补肾养肝调经。

（2）陈皮10克，法半夏（布包）15克，桃仁10克，粳米

200克。以上材料淘洗干净后，加适量水煮成粥，再加适量糖调味即可。喝粥，每日2次。用于化痰利湿，活血通经。

(四)治疗

1. 西医治疗

(1)全身治疗：积极治疗全身性疾病，提高机体抵抗力，供给足够营养，保持标准体重，消除紧张情绪。

(2)激素治疗

①激素替代治疗。目的是维持女性全身健康及生殖健康，维持性征和月经。雌激素替代，用于无子宫者。妊马雌酮0.625毫克，每日1次，连用21日，停药1周后重复给药。雌、孕激素人工周期疗法，适用于低雌激素性腺功能减退者。上述雌激素连服21日，最后10日同时给予甲羟孕酮2～6毫克，每日2次。孕激素疗法适用于体内有一定内源性雌激素水平的Ⅰ度闭经患者。可每隔1～2个月与月经周期后半期，每日口服甲羟孕酮10毫克，共10日。

②促排卵治疗。氯米芬适用于有一定内源性雌激素水平的无排卵者，月经第五日服药50～150毫克，每日1次，连用5日。氯米芬加绒毛膜促性腺激素联合治疗，适用于有生育要求者。在用氯米芬治疗后，B超检查卵泡发育成熟，即肌内注射绒毛膜促性腺激素5 000～10 000单位。绒毛膜促性腺激素加尿促性素，在月经第3～5日开始，肌内注射尿促性素75～150单位，连用7～10日，卵泡成熟后，停用尿促性素，肌内注射绒毛膜促性腺激素5 000～10 000单位，B超检查排卵。

③溴隐亭。适用于高泌乳素和垂体腺瘤患者。每日

2.5～5 毫克，一般服药 5～6 周月经恢复。

④其他激素治疗。肾上腺皮质激素，适用于肾上腺皮质增殖症所引起的闭经，地塞米松 0.75 毫克，每日 1 次，口服；甲状腺素，适用于甲状腺功能低下引起的闭经，甲状腺素 30 毫克，每日 1 次，口服。

(3)手术治疗：有生殖道闭锁者，可手术切开或行成形术；有卵巢肿瘤或垂体肿瘤者，应手术切除。

2. 中医治疗

(1)中医辨证论治

①肝肾不足

主症：月经超龄未至，或初潮较迟，量少色淡，渐至闭经，面色晦暗，头昏耳鸣，腰膝酸软，手足心热，舌红或淡红，苔少或薄黄，脉细涩或弦细。阴虚发热者，则颧红盗汗，脉细数。

治则：滋补肝肾，养血调经。

方药：归神丸加减。熟地黄、杜仲、枸杞子、当归各 9 克，菟丝子、茯苓各 12 克，山茱萸、牛膝各 6 克，鸡血藤、龟版各 12 克，阿胶(炖烊，另冲)9 克。

用法：每日 1 剂，水煎服；或用杞菊地黄丸 9 克，每日 2 次，口服。

②气血虚弱

主症：月经由后期量少，渐至停闭，面色苍白或萎黄，头晕目眩，心悸怔忡，神疲气短，舌淡，苔薄白，脉细弱无力。

治则：益气扶脾，养血调经。

方药：八珍汤加减。党参、白术、茯苓、当归、熟地黄、白芍各 9 克，川芎、甘草各 6 克，鸡血藤 15 克，山楂 9 克，牛膝 6 克。

用法：每日 1 剂，水煎服。

加减:心悸怔忡,夜寐不安者,可用归脾丸每次 1 丸,每日 2 次,口服。

③气滞血瘀

主症:精神抑郁,胸胁胀痛,少腹胀痛拒按,舌质紫黯,或有淤点瘀斑,脉沉弦或沉涩。

治则:理气活血,祛瘀通经。

方药:血府逐瘀汤加减。党参、当归、红花、牛膝各 9 克,桃仁 12 克,赤芍、枳壳、川芎各 6 克,桔梗 5 克,柴胡、甘草各 3 克,王不留行 12 克,路路通 6 克。

用法:每日 1 剂,水煎服。

加减:小腹胀甚者,加香附、乌药各 6 克。

④寒湿凝滞

主症:小腹冷痛,四肢不温,带下量多,色白质稀,舌苔薄白或白腻,脉沉紧。

治则:温经散寒,活血通络。

方药:温经汤加减。党参、当归、川牛膝、莪术各 9 克,白芍、牡丹皮各 6 克,川芎 5 克,桂心、炙甘草各 3 克,小茴香 5 克。

用法:每日 1 剂,水煎服。

⑤湿痰内阻

主症:形体肥胖,胸闷欲呕,痰多口淡,神疲倦怠,带多色白,舌淡胖,苔白腻,脉沉滑或弦。

治则:行气化痰,健脾燥湿。

方药:苍附导痰丸加减。苍术、香附各 9 克,陈皮、茯苓各 6 克,半夏、枳壳、南星、甘草各 5 克,生姜 3 克。

用法:每日 1 剂,水煎服。

(2)验方

①当归10克,赤芍12克,桃仁、红花各10克,川牛膝、乌药各12克,三棱10克,莪术15克,穿山甲、丹参、川芎各10克,肉桂3克。每日1剂,水煎服。用于活血化瘀,调气散寒。

②当归、桃仁、红花各10克,益母草15克,丹参25克,白芍10克,柴胡12克,香附、牛膝、陈皮各10克,甘草6克。每日1剂,水煎服。用于活血理气。

(3)其他疗法

①耳穴压豆方。绿豆数粒,取耳穴内分泌、子宫、肾、卵巢、肝穴。以绿豆压上穴,每次取单侧,3日交换1次,连用至愈。

②外敷方。柴胡15克,当归20克,川芎15克,丹参、红花各20克,益母草30克。除益母草外,其他几味药研成末,益母草煎成浓汁。用75%酒精消毒脐部(神阙穴),用益母草的浓缩汁将药末调成糊,每次取5克置于脐部,外敷胶布,3日换1次。

第五章 妇女常见肿瘤防治

一、外阴鳞状细胞癌

(一)病因

外阴鳞状细胞癌是最常见的外阴癌。多见于60岁以上的妇女。病因尚不完全清楚。但外阴癌患者常并发外阴色素减退疾病,其中仅5%～10%伴不典型增生者可能发展为外阴癌;外阴受慢性长期刺激(如乳头瘤、尖锐湿疣、慢性溃疡等)也可发生癌变;外阴癌可与宫颈癌、阴道癌合并存在。现已公认单纯疱疹病毒Ⅱ型、人乳头瘤病毒、巨细胞病毒等与外阴癌的发生可能有关。

(二)诊断要点

1. 临床表现

(1)症状:主要为不易治愈的外阴瘙痒和各种不同形态的肿物,如结节状、菜花状、溃疡状。肿物合并感染或较晚期癌可出现疼痛、渗液和出血。

(2)体征:癌灶可生长在外阴任何部位,大阴唇最多见,其次为小阴唇、阴蒂、会阴、尿道口、肛门周围等。早期局部丘疹、结节或小溃疡；晚期见不规则肿块，伴或不伴破溃或呈乳头样肿瘤。若癌灶已转移腹股沟淋巴结，可扪及一侧或双侧腹股沟淋巴结增大、质硬、固定。

2. 辅助检查 病理活检为金标准，可查见癌细胞。

3. 临床分期 外阴原位癌是指鳞状上皮癌变在外阴上皮层内，未穿破基底膜，间质内无癌浸润。

外阴上皮内瘤样病变分为3级：即VIN Ⅰ级，指轻度外阴不典型增生；VINⅡ级，中度外阴不典型增生；VINⅢ级指重度外阴不典型增生及外阴原位癌。

根据国际妇产科协会（FIGO）1989年提出的临床分期法（表2）进行分期。

表2 外阴癌的临床分期

0期	原位癌
Ⅰ期	
$T_1N_0M_0$	癌灶位于外阴和（或）会阴，病灶最大径线≤2厘米，淋巴结无转移
Ⅱ期	
$T_2N_0M_0$	癌灶局限于外阴和（或）会阴，病灶最大径线＞2厘米，淋巴结无转移
Ⅲ期	
$T_3N_0M_0$ $T_3N_1M_0(1)$ $T_3N_1M_0(2)$	不论肿瘤大小并伴病灶直接蔓延下尿道和（或）阴道或肛门和（或）其他部位单侧局部淋巴结转移
Ⅳ期A	
$T_1N_2M_0$ $T_2N_2M_0$ $T_3N_2M_0$ T_4 any NM_0	肿瘤侵犯尿道上段、膀胱黏膜、直肠黏膜、盆骨和（或）双侧淋巴结转移
Ⅳ期B	
any T any NM_1	任何远处转移（包括盆腔淋巴结）

注：T 原发性肿瘤；T_1 肿瘤局限于外阴，病灶直径≤2 厘米；T_2 肿瘤局限于外阴，病灶直径＞2 厘米；T_3 任何大小的肿瘤已扩散到尿道、阴道、会阴和(或)肛门；T_4 任何大小的肿瘤已浸润膀胱和(或)直肠黏膜，包括尿道黏膜的上段和(或)固定于骨骼；N 局部淋巴结；N_0 未扪及淋巴结；N_1 任何侧腹股沟扪及淋巴结，但未增大且活动(临床未疑转移)；N_2 任何侧腹股沟扪及淋巴结，增大，实质性，活动(临床疑转移)；N_3 淋巴结固定、融合或溃疡形成；M 远处转移；M_0 临床无转移；M_{1a} 扪及深部盆腔淋巴结；M_{1b} 其他远处转移

(三)饮食调养

1. 基本原则

(1)宜食清淡、容易消化、营养丰富的食物，如牛奶、豆浆、豆腐、薏苡仁粥、酸奶、鸡蛋、菠菜、鲫鱼、苹果、鸭梨、大枣、花生仁等。

(2)禁忌煎炸、辛辣食物。

2. 药膳食疗方

(1)薏苡仁 30 克，菱角 60 克。浓煎。内服，每日 1 剂，连服 30 日为 1 个疗程。

(2)鸡蛋 3 个，胡桃枝 45 克。鸡蛋煮熟，去壳，与胡桃枝加水同煎 4 小时。分 3 次连汤同食。

(四)治疗

1. 西医治疗 外阴鳞状细胞癌应以手术为主，辅以放射治疗(放疗)和化学药物治疗(化疗)。

(1)手术治疗

①0 期可行单侧外阴切除。

②ⅠA 期外阴广泛切除；ⅠB 期病灶位于侧边，则行外阴根治术及同侧腹股沟淋巴结清扫术。若病灶位于中线则行外阴根治术及双侧腹股沟淋巴结清扫术。

③Ⅱ期手术范围同ⅠB 期；若有腹股沟淋巴结转移，术

后加放射治疗，也可加用化学药物治疗。

④Ⅲ期手术范围同Ⅱ期或伴尿道前部切除与肛门皮肤切除。

⑤Ⅳ期外阴广泛切除、直肠下端和肛管切除、人工肛门成形术及双侧腹股沟、盆腔淋巴结清扫术。癌灶浸润尿道上段与膀胱黏膜，则须做相应切除。

(2)放射治疗：外阴鳞癌虽对放射线敏感，但外阴正常组织对放射线耐受性差，使外阴癌灶难以达到最佳放射剂量。外阴癌放疗指征为：不能手术或手术危险性大，癌灶范围大不可能切干净或切除有困难者；晚期患者先行放疗，待病灶缩小后，再行保守性手术；复发可能性大的病例，如淋巴有转移、手术残端癌细胞残留，病灶靠近尿道及直肠，既要保留这些部位，又要切除病灶，但又难以保留这些部位者。

(3)化学药物治疗：较晚期癌或复发癌可采用化学药物治疗手段。常用药物有多柔比星、顺铂、环磷酰胺、氟尿嘧啶和长春新碱。

①单独用药。氟脲嘧啶 150 毫克/千克体重，4～5 日；以后 75 毫克/千克体重，一直维持到出现毒副作用为止。环磷酰胺每日 200 毫克。多柔比星每次 60 毫克/平方米体表面积，静脉注射，每 3 周 1 次。

②晚期患者。多柔比星 30 毫克/平方米体表面积，加顺铂 50 毫克/平方米体表面积，加长春新碱 0.2 毫克/平方米体表面积。

2. 中医治疗

(1)鹤虱草 50 克，苦参、狼毒、蛇床子、当归尾、威灵仙各 25 克，公猪胆(汁)2 个。上药除猪胆(汁)外，加水适量，水煎后过滤去渣，贮盆内，待凉至温度适宜时，再对入猪胆汁，搅匀，外洗患处。

(2)枳实 250 克。将其研碎，炒热，装入布袋中，热熨于外阴部，冷后重新炒热再熨。

二、宫颈癌

宫颈癌是最常见的妇科恶性肿瘤。好发年龄为 35～39 岁和 60～64 岁。由于宫颈癌有较长的癌前病变过程，因此可以早期发现、早期治疗，并有希望达到治愈。

(一)病因

病因尚未完全明了，与以下因素有关。

(1)根据国内外资料，认为其发病与早婚、性生活紊乱、过早性生活、早年分娩、密产、多产、经济状况、种族和地理环境等因素有关。过早性生活指 18 岁前已有性生活；早婚指 20 岁前已结婚，此时其下生殖道发育尚未成熟，对致癌因素的刺激比较敏感，一旦感染某些细菌或病毒后，又在多个男子性关系刺激下发展而导致宫颈癌。在未婚及未产妇中，宫颈癌发病率明显低。约 50%患者有早婚史。多次结婚也是发病因素之一。高危男子是宫颈癌发病因素的论点已被重视，凡配偶有阴茎癌、前列腺癌或其前妻曾患宫颈癌均为高危男子，与高危男子有性接触的妇女，易患宫颈癌。

(2)高危型人乳头瘤病毒感染是宫颈癌的主要危险因素。90%以上宫颈癌伴有高危型人乳头瘤病毒感染。高危型人乳头瘤病毒亚型产生 E6 和 E7 癌蛋白，与宿主细胞的抑癌基因 P53 和 Rb 相结合，导致细胞周期控制失常发生癌变。此外，单纯疱疹病毒Ⅱ型及人巨细胞病毒等也可能与宫颈癌发生有关系。

（二）诊断要点

1. 临床表现　早期子宫颈癌症状不明显，仅有性交后出血或白带增多，无疼痛，易被忽略。晚期有下列症状：

（1）多数患者都有不规则阴道出血，量多少不一，也可发生大出血。

（2）阴道排出多量带有恶臭味的液体，常为淘米水样或血性。

（3）下腹部、腰背部或下肢疼痛。

（4）后期可有直肠坠感、消瘦、贫血及下肢水肿。

（5）癌侵犯膀胱，可出现尿频、尿痛、血尿及排尿困难；癌侵犯直肠可引起便血、腹泻、里急后重等。

2. 辅助检查

（1）宫颈刮片细胞学检查：是宫颈癌筛查的主要方法，应在宫颈转化区取材。

（2）碘试验：正常宫颈阴道部鳞状上皮含糖原丰富，被碘溶液染为棕色或深赤褐色。若不染色，为阳性，说明鳞状上皮不含糖原。瘢痕、囊肿、宫颈炎或宫颈癌等鳞状上皮不含或缺乏糖原，均不染色，故本试验对癌无特异性。然而碘试验主要是识别宫颈病变的危险区，以便确定活检取材部位，提高诊断率。

（3）阴道镜检查：宫颈刮片细胞学检查Ⅲ级或Ⅲ级以上，

TBS分类为鳞状上皮内癌变，均应在阴道镜观察下并选择病变部位进行活组织检查，以提高诊断正确率。

(4)宫颈和宫颈管活组织检查：是确诊宫颈癌及其癌前病变最可靠和不可缺的方法。选择宫颈转化区3、6、9、12点处取4点活检，或在碘试验、阴道镜观察到的可疑部位取活组织做病理检查。所取组织既要有上皮组织，又要有间质组织。若宫颈刮片为Ⅲ级或Ⅲ级以上涂片，宫颈活检阴性时，应用小刮匙搔刮宫颈管，刮出物送病理检查。

(5)宫颈锥切术：当宫颈刮片多次检查为阳性，而宫颈活检为阴性；或活检为原位癌，但不能排除浸润癌时，均应做宫颈锥切术，并将切下的宫颈组织分成12块，每块做2～3张切片检查以确诊。

3. 宫颈癌临床分期

0期：原位癌。

Ⅰ期：癌灶局限于宫颈(癌扩展到宫体，不影响分期)。

ⅠA：肉眼未见病灶，仅在显微镜下可见浸润癌。间质浸润深度最深≤5毫米，宽度≤7毫米。

ⅠB：临床可见癌灶局限于宫颈，肉眼可见浅表的浸润癌，病灶范围超过IA期。

Ⅱ期：癌灶已超出宫颈，但未达盆壁。癌累及阴道，但未达阴道下1/3。

ⅡA：癌累及阴道，无宫旁浸润。

ⅡB：癌累及宫旁。

Ⅲ期：癌灶超过宫颈，阴道浸润已达下1/3，宫旁浸润已达盆壁，有肾盂积水或肾无功能(非癌所致的肾盂积水或肾无功能者除外)。

ⅢA:癌累及阴道为主,已达下1/3。

ⅢB:癌浸润宫旁为主,已达盆壁,或有肾盂积水或肾无功能。

Ⅳ期:癌播散超出真骨盆或癌浸润膀胱黏膜及直肠黏膜。

ⅣA:癌浸润膀胱黏膜或直肠黏膜。

ⅣB:癌浸润超出真骨盆,有远处转移。

(三)饮食调养

1. 基本原则 宜补充高蛋白、高能量、高维生素饮食。禁忌辛辣有刺激性食物。

2. 药膳食疗方

(1)山药15克,山茱萸10克,女贞子20克,龟版25克,猪瘦肉100克。将上药用凉水浸泡1小时后,加适量水煎熬,去渣留汁后加猪瘦肉煮熟,再加适量调料即可。食肉喝汤,每日1剂。用于滋阴养血。

(2)薏苡仁50克,菱角20克,大枣10枚,黄鱼鳔5克。将其淘洗干净后,同煮成粥。温热服食,每日1剂。用于健脾利湿,清热解毒。

(四)预防

普及防癌知识,提倡晚婚晚育并开展性教育。定期开展子宫颈癌普查普治,做到早发现、早治疗。积极治疗子宫颈中、重度糜烂,及时诊断和治疗子宫颈不典型增生,以阻断子宫颈癌的发生。

(五)治疗

1. 西医治疗

(1)手术治疗:适用于ⅠA至ⅡB期患者,年轻患者可保留卵巢及阴道功能。

①ⅠA1期。选用经腹筋膜外子宫切除术,要求保留生育功能者可行宫颈锥形切除术。

②ⅠA2期。选用改良式广泛子宫切除术及盆腔淋巴结清扫术。

③ⅠB至ⅡB期。多选用广泛子宫切除术及盆腔淋巴结清扫术。术中冷冻切片检查髂总淋巴结有癌转移者,应做腹主动脉旁淋巴结清扫或取样。进一步明确病变范围,选择术后治疗方案。

(2)放射治疗:适用于各期患者,特别是晚期或无法手术的患者。包括腔内照射和体外照射。

(3)手术和放射联合治疗:局部病灶较大,先做术前放射治疗待病灶缩小后再做手术。术后放射治疗对手术治疗后有盆腔淋巴结转移、宫旁转移或阴道有残留病灶,可消灭残存癌灶,减少复发。

(4)化学药物治疗:用于较晚期病灶大或复发者的手术前及放射线治疗前的综合治疗。常用药物有顺铂、多柔比星、氟脲嘧啶、环磷酰胺等。

①环磷酰胺200～400毫克,氟脲嘧啶500毫克,静脉注射,共10日。

②多柔比星每次60毫克/平方米体表面积,3周。

③晚期可用顺铂50毫克/平方米体表面积,加长春新碱

0.2毫克/平方米体表面积，加多柔比星30毫克/平方米体表面积。

2. 中医治疗

(1)验方

①生白芍、醋柴胡、炒白术各10克，昆布、海藻各15克，全蝎6克，蜈蚣(研末、冲服)2条，香附15克。每日1～2剂，水煎服。

②皂角刺18克，黄芪、当归、生地黄、金银花、连翘各12克，全蝎、天花粉各9克，川连、赤芍、甘草各6克，木鳖子18克。每日1剂，水煎服。

③丹参、茜草、阿胶(溶化分冲)、黄芪各15克，紫花地丁、沙参、楮实子、制龟版、海螵蛸各30克，制乳香、制没药、皂角刺、白蔹、甘草各9克。水浓煎，2日服1剂，共分6次服。

(2)中药灌肠:桃仁、三棱各15克，莪术12克，穿山甲10克，夏枯草20克，王不留行10克，生龙骨、生牡蛎、枳实、陈皮、海藻、昆布各15克。煎取药液约200毫升，每日分2次保留灌肠。

(3)中药外用

①乳香、没药各20克，儿茶10克，血竭6克，冰片10克，蛇床子12克，雄黄10克，麝香1克，白矾50克，硼砂、硇砂各10克。将上药制成粉，外敷，每日1次。

②天南星制成栓剂，每粒含药10克，放在宫颈内，每2日上药1次。

三、子宫肌瘤

(一)病因

确切病因尚不明了,根据好发于生育年龄妇女,绝经后肌瘤停止生长,甚至萎缩、消失等,提示子宫肌瘤的发生可能与女性激素有关。生物化学检测证实,肌瘤中雌二醇向雌酮转化明显低于肌组织,肌瘤中雌激素受体明显高于周围肌组织,故认为肌瘤组织局部对雌激素的高敏感性,是肌瘤发生的重要原因之一。此外,研究证实,孕激素有促进肌瘤有丝分裂活动、刺激肌瘤生长的作用。细胞遗传学研究显示,25%～50%子宫肌瘤存在细胞遗传学异常。分子生物学研究结果显示,子宫肌瘤是由单克隆平滑肌瘤细胞增殖而成,多发性了宫肌瘤是由不同克隆细胞形成。

(二)诊断要点

1. 临床表现

(1)月经改变。月经量过多、月经持续时间过长是最常见的症状。由于肌瘤使子宫内膜的面积增大,并妨碍子宫收缩,或因并发子宫内膜增生而引起。

(2)下腹部包块:如肿瘤超过拳头大,则往往多在下腹部正中摸到实质性肿物,生长较慢。查体可发现子宫增大、不规则、质地硬。

(3)疼痛:部分患者可有下腹坠胀,腰背酸痛。浆膜下肌瘤发生蒂扭转时可出现急性腹痛。肌瘤红色变性时，腹痛剧烈且伴发热。

(4)大小便异常：子宫前壁肌瘤，可压迫膀胱发生尿频、排尿困难或尿潴留。子宫后壁肌瘤可压迫直肠，引起大便困难或里急后重。

(5)阴道分泌物增多：黏膜下肌瘤伴感染坏死，可产生有臭味的血性分泌物。

(6)不孕：子宫肌瘤患者中有20%～30%合并不孕。可能由于肌瘤压迫致输卵管扭曲，宫腔变形，妨碍孕卵着床。

2. 辅助检查 B型超声、宫腔镜、腹腔镜、子宫输卵管造影可协助诊断。

(三)生活调理

子宫肌瘤与雌激素水平增高和雌激素紊乱有关。因此，在日常生活中要注意减少外部原因引起的雌激素增高，如化妆品的使用及食物中激素的含量等。子宫肌瘤是一种良性疾病，应避免过度紧张。定期检查，发现肿瘤生长过快，或伴有其他症状时(如月经过多、疼痛等)，应及时治疗。

(四)饮食调养

1. 基本原则

(1)宜食富含营养、易消化吸收的食物，如奶、蛋、鱼、豆制品等。

(2)宜食含维生素丰富的食物，如动物肝肾及猪瘦肉、胡萝卜、菠菜、荠菜、金针菜、雪里蕻等。

2. 药膳食疗方

(1)鸡蛋3个,桂皮10克,小茴香5克,乳香、没药各10克。将鸡蛋煮熟后去皮,与桂皮、小茴香、乳香、没药一同放入锅中,加适量水,大火煮沸后,再用小火煮30分钟即可。每次吃1个鸡蛋,每日3次。用于温经散寒,养血消癥。

(2)猕猴桃根50克,鸡血藤30克,败酱草20克,木香10克,冰糖20克。用适量水煎熬,去渣取汁,再加入冰糖。代茶饮,每日3次。用于清热解毒,化瘀消癥。

(五)治疗

1. 西医治疗 根据患者的年龄、生育要求、症状、肌瘤大小等情况全面考虑,综合分析,做出治疗方案。

(1)随访观察:肌瘤小,无症状者不需治疗。3~6个月随访检查1次。随访中若发现肌瘤增大较快或症状明显时,要及时修正治疗方案。

(2)药物治疗:若子宫增大如2个月妊娠大小以内、症状不明显或月经量稍有增多、近绝经期及全身情况不适宜手术,可给予药物治疗。

①雄激素治疗。雄激素对抗雌激素,使子宫内膜萎缩,减少出血,近绝经期患者提早绝经。丙酸睾酮每次25毫克,每5日肌内注射1次;月经期每次25毫克,每日1次,口服,共3次。或用甲睾酮每次5~10毫克,每日1~2次,口服,每月总量不超过300毫克。

②拮抗孕激素药。米非司酮每次10毫克,每日1次,连服3个月。

(3)手术治疗:适用于子宫2个半月以上妊娠大小,或症状明显并导致继发性贫血。

手术方式有子宫肌瘤剔除术，适用于35岁以下未婚或未孕者。子宫切除术，适用于肌瘤较大，症状明显，经药物治疗无效，不需保留生育功能者或疑有恶变者。黏膜下肌瘤摘除术，黏膜下肌瘤脱出宫颈口者，可经阴道直接摘除，或用宫腔镜摘除。

(4)恢复期治疗：剖宫手术后应鼓励患者早下床活动，以促进各系统恢复，减少肺部并发症；加速肠蠕动，减少肠粘连，促进伤口愈合。营养不良及体质衰弱者，应适当延迟活动期限。出院后可适当休息，同时要根据身体情况进行一些活动量较小的体育锻炼，以身体不感觉疲劳为宜，避免营养过剩，不活动，体重增加过多，不利于身体健康。全子宫切除的患者，性生活于手术后3个月可恢复。

2. 中医治疗

(1)中医辨证施治：中医学认为，本病多为脏腑功能失调，气滞血瘀，或痰湿蕴结，壅阻胞宫胞络而成。治疗多用破血散结止血的方法。

①血瘀型

主症：下腹正中积块坚牢，固定不移，月经周期多无明显改变，但多表现为经期延长，经血量增多，并常伴有痛经，平时白带增多，或有臭味，舌质暗或有紫点，脉沉涩。

治则：破血消坚，化瘀止血。

方药：桂枝茯苓汤加味。桂枝9克，茯苓、赤芍各12克，炒桃仁15克，牡丹皮、酒大黄、莪术各9克，鳖甲12克。

用法：每日1剂，水煎服。

②气血虚型

主症：患者多突然血崩，出血甚多，或长期淋漓不断，血色淡，质清稀，面色白，舌质淡，苔白，脉细或虚大。

治则：补气摄血，养血行血化瘀。

方药：十全大补汤合小化坚汤。十全大补汤：红参9克，黄芪30克，白术、茯苓、当归、白芍各10克，熟地黄24克，川芎、肉桂、生姜各6克，炙甘草3克，大枣5枚。小化坚汤：夏枯草、皂角刺各15克，香附、炒蒲黄、昆布、海藻各9克，艾叶炭、红花各7克。

用法：先服十全大补汤，再服小化坚汤。每日1剂，水煎服。

(2)验方

①桂枝、桃仁、赤芍、海藻、牡蛎、鳖甲各60克，茯苓、牡丹皮、当归各90克，红花45克，三棱、莪术、乳香、没药各30克。共研细末，蜜制为丸，每丸重9克，每次服1丸，每日2次。

②三棱、莪术各12克，陈皮、藿香、香附各9克，青皮、桔梗、肉桂各6克，益智仁10克，甘草6克。每日1剂，水煎服。

四、子宫内膜癌

子宫内膜癌绝大多数为腺癌，为女性生殖道三大恶性肿瘤之一，高发年龄为58～61岁，占女性生殖道恶性肿瘤20%～30%，近年发病率有上升趋势，发病率接近(甚至)超过宫颈癌。

(一)病因

病因不十分清楚。目前认为子宫内膜癌可能有两种发病类型。

1.雌激素依赖型 其发生可能是在无孕激素拮抗的雌激素长期作用下,发生子宫内膜增生症(单纯型或复杂型,伴或不伴不典型增生)、分泌雌激素的卵巢肿瘤(颗粒细胞瘤、卵泡膜细胞瘤)、长期服用雌激素的绝经后妇女及长期服用他莫昔芬的妇女。这种类型占子宫内膜癌的大多数,均为子宫内膜样腺癌,肿瘤分化较好,雌孕激素受体阳性率高,预后好。患者较年轻,常伴有肥胖、高血压、糖尿病、不孕或不育及绝经延迟的妇女。约20%内膜癌患者有家族史。

2.非雌激素依赖性 发病与雌激素无明显关系。这种子宫内膜癌的病理形态属少见类型,如子宫内膜浆液性乳头状癌、透明细胞癌、腺鳞癌等。多见于老年体瘦妇女,在癌灶周围可以是萎缩的子宫内膜,肿瘤恶性程度高,分化差,雌孕激素受体多呈阴性,预后不良。

(二)诊断要点

1.临床表现

(1)症状:极早期无明显症状,仅在普查或因其他原因检查时偶然发现,一旦出现症状则多有如下表现。

①阴道出血。主要表现绝经后阴道出血,量一般不多。大量出血者少见,或为持续性或间歇性出血。尚未绝经者则诉经量增多、经期延长或经间期出血。

②阴道排液。少数患者诉排液增多,早期多为浆液性或

浆液血性排液，晚期合并感染则有脓血性排液，并有恶臭。

③疼痛。通常不引起疼痛。晚期癌浸润周围组织或压追神经引起下腹及腰骶部疼痛，并向下肢及足部放射。癌灶侵犯宫颈，堵塞宫颈管导致宫腔积脓时，出现下腹胀痛及痉挛样疼痛。

④全身症状。晚期患者常伴全身症状，如贫血、消瘦、恶病质、发热及全身衰竭等。

(2)体征：早期时妇科检查无明显异常，子宫正常大、活动，双侧附件软、无块物；当病情逐渐发展，子宫增大、稍软；晚期时偶见癌组织自宫口脱出，质脆，触之易出血；若合并宫腔积脓，子宫明显增大，极软，癌灶向周围浸润，子宫固定或在宫旁或盆腔内扪及不规则结节状物。

2. 辅助检查

(1)B型超声检查：极早期时见子宫正常大，仅见宫腔线紊乱、中断。典型内膜癌声像图为子宫增大或绝经后子宫相对增大。宫腔内见实质不均匀回声区，形态不规则，宫腔线消失，有时见肌层内不规则回声紊乱区，边界不清，可作出肌层浸润程度的诊断。

(2)分段刮宫：是确诊内膜癌最常用最可靠的方法。先用小刮匙环刮宫颈管，再进宫腔搔刮内膜，取得的刮出物分瓶标记送病理检查。分段刮宫操作要小心，以免穿孔，尤其当刮出多量豆腐渣样组织疑为内膜癌时。只要刮出物已足够送病理检查，即应停止操作。

(3)宫腔镜检查：可直视宫腔，若有癌灶生长，能直接观察病灶大小、生长部位、形态，并可取活组织送病理检查。

(4)细胞学检查：仅从阴道后穹或宫颈管吸取分泌物，做涂片寻找癌细胞阳性率不高。若用特制的宫腔吸管或宫腔刷放人宫腔,吸取分泌物找癌细胞,阳性率达90%。此法作为筛选．最后确诊仍须根据病理检查结果。

(5)MRI、CT 等检查及血清 CA125 测定:MRI、CT 等检查可协助判断病变范围。有子宫外癌肿瘤播散者,其血清 CA125 值明显升高。

(6)子宫内膜活检:可明确诊断。

3. 分期标准 国际妇产科联盟(FIGO,1971)。

0 期:腺瘤样增生或原位癌(不列入治疗效果统计)。

Ⅰ期:癌局限于宫体。

Ⅰa:宫腔深度≤8 厘米。

Ⅰb:宫腔深度>8 厘米。

Ⅱ期:癌已侵犯宫颈。

Ⅲ期:癌扩散至子宫以外盆腔内(阴道或宫旁组织可能受累),但未超出真骨盆。

Ⅳ期:癌超出真骨盆或侵犯膀胱黏膜或直肠黏膜,或有盆腔以外的播散。

Ⅳa 期:癌侵犯附近器官,如直肠、膀胱黏膜。

Ⅳb 期:癌有远处转移。

(三)饮食调养

1. 基本原则 宜食富含营养、易消化吸收的食物。宜食含维生素丰富的食物。

2. 药膳食疗方 详见“子宫肌瘤”

(四)预防

普及防癌知识,定期行防癌检查。正确掌握使用雌激素的指征。妇女月经紊乱或不规则阴道出血者应先排除内膜癌。绝经后妇女出现阴道出血警惕内膜癌可能。注意高危因素，重视高危患者。

(五)治疗

1. 西医治疗 治疗应根据子宫大小、肌层是否被癌浸润、宫颈管是否累及、癌细胞分化程度及患者全身情况等而定。主要的治疗为手术、放疗及药物治疗，可单用或联合应用。

(1)手术治疗：为首选的治疗方法，尤其对早期病例。

①Ⅰ期患者应行筋膜内全子宫切除术及双侧附件切除术。具有以下情况之一者，应行盆腔及腹主动脉旁淋巴结取样和(或)清扫术：病理类型为透明细胞癌、浆液性癌、腺鳞癌或分化程度为 G_3 的内膜样癌，侵犯肌层深度≥1/2，癌症累及宫腔面积超过 50%或有峡部受累者。

②Ⅱ期应行广泛子宫切除术及双侧盆腔淋巴结清扫与腹主动脉旁淋巴结清扫术。当进入腹腔后应立即取腹水(若无腹水则注入生理盐水 200 毫升冲洗腹腔，取冲洗液)离心沉淀后找癌细胞。

(2)手术加放射治疗

①Ⅰ期患者腹水中找到癌细胞或深肌层已有癌浸润，淋巴结可疑或已有转移，手术后均需加用放射治疗。

②Ⅱ、Ⅲ期患者根据病灶大小，可在术前加用腔内照射或体外照射。腔内放射治疗结束后 1～2 周进行手术。体外照射结束 4 周后进行手术治疗。

(3)放射治疗：腺癌虽对放射线不敏感，但在老年或有严重并发症不能耐受手术与Ⅲ、Ⅳ期病例不宜手术者均可考虑放射治疗，仍有一定效果。放射治疗应包括腔内照射及体外照射。

(4)孕激素治疗：对晚期或复发癌患者、不能手术切除或年轻、早期、要求保留生育功能者，均可考虑孕激素治疗。各种人工合成的孕激素制剂(如甲羟孕酮、己酸羟孕酮等)均可应用，用药剂量要大。甲羟孕酮每日200～400毫克；己酸羟孕酮每次500毫克，每周2次，至少用10～12周才能评价有无效果。其作用机制可能是直接作用于癌细胞，延缓DNA和RNA的复制，从而抑制癌细胞的生长。对分化好，生长缓慢，雌、孕激素受体含量高的内膜癌，黄体酮治疗效果较好。不良反应较轻，可引起水钠潴留、水肿、药物性肝炎等，停药后逐渐好转。

(5)抗雌激素制剂治疗：他莫昔芬为一种非甾体类抗雌激素药物，并有微弱的雌激素作用，也可用以治疗内膜癌。其适应证与孕激素治疗相同。一般剂量为10～20毫克，每日2次，口服，长期或分疗程应用。他莫昔芬有促使孕激素受体水平升高的作用，受体水平低的患者可先服他莫昔芬使孕激素受体含量上升后。再用孕激素治疗或两者同时应用可望提高疗效。不良反应有潮热、畏寒、急躁等类似围绝经期综合征的表现；骨髓抑制表现为白细胞、血小板计数下降；其他不良反应可有头晕、恶心、呕吐、不规则阴道少量出血、闭经等。

(6)化学治疗：晚期不能手术或治疗后复发者可考虑使用化学药物治疗，常用药物有多柔比星、氟尿嘧啶、环磷酰胺、丝裂霉素等。可单独应用，也可几种药物联合应用，也可与孕激素合并应用。

2. 中医治疗

(1)中医辨证施治:中医学经典著作中见于“月经不调”、“崩漏”“年老经水复行”、“五色带下”等。

①瘀毒壅滞

主症:经期紊乱,淋漓不断,或绝经多年之后又见阴道出血,量时多时少,色红,有块,块下腹痛减,带下量多,赤白相间,味秽臭,精神抑郁,或心烦易怒,胸闷不舒,小腹、乳房胀痛,舌质暗红,或有瘀斑,苔薄白,脉弦或细弦。

治则:行气化瘀,解毒散结。

方药:柴胡 10 克,郁金 10 克,水蛭 10 克,紫草 15 克,穿心莲 15 克,八角莲 10 克,石见穿 15 克,王不留行 15 克,急性子 4.5 克,露蜂房 12 克,夏枯草 30 克,香菇 30 克。

用法:每日 1 剂,水煎服。

加减:气郁化火者,加石上柏 30 克,白花蛇舌草 60 克,以苦寒直接清热解毒;阴道出血多者,加大蓟、小蓟各 30 克,以凉血止血,抗肿瘤。

②湿毒壅滞

主症:经期紊乱,或崩或漏,日久不止,或绝经数年又阴道下血,量或多或少,色红,质黏有块,带下量多,色白或红白相间,质黏稠,眼睑或下肢水肿,大便黏腻不爽,舌质暗淡,苔薄白,脉滑。

治则:化痰除瘀,解毒散结。

方药:夏枯草 30 克,生牡蛎 30 克,海藻 15 克,白术 15 克,水蛭 10 克,穿心莲 30 克,石上柏 30 克,胆南星 10 克,全蝎 1 条,蜈蚣 2 条。

用法：每日1剂，水煎服。

加减：湿而偏寒者，加皂荚10克，蜀椒10克，以辛温涤痰；偏湿热者，加僵蚕15克，苦参15克，以清热燥湿解毒。

③瘀毒走窜

主症：阴道浊血时沥，带下赤白如脓或浑浊味秽臭，形体消瘦，面色苍白，口干舌燥，纳差食少，低热不退，舌红或红紫，苔白少津，或光剥无苔，脉弦细或软无力。

治则：补气益阴，祛瘀解毒。

方药：人参18克，龟版15克，鳖甲15克，白术15克，生黄芪15克，枸杞子12克，何首乌15克，沙参15克，紫草15克，紫河车30克，石山柏30克，全蝎1条，蜈蚣2条。

用法：每日1剂，水煎服。

加减：阴道出血多者，加杜仲炭10克，三七粉（冲服）2克，以补肾化瘀止血；带下量多、味臭严重者，加败酱草15克，半边莲15克，半枝莲15克，以清热解毒抗肿瘤。

(2)验方

①人参五加茶每次1袋，代茶饮。补气益精，益智安神。用于放化疗后气虚型。

②贞芪扶正冲剂每次1袋，每日3次，口服。补气益阴，阴阳俱补。用于气阴两虚型。

(3)针灸治疗：针灸治疗本病，以扶助正气，调理冲任，疏肝理气，活血化瘀为主要治则。选取经穴以冲任脉，肝、脾、肾、膀胱经为主。治疗方法多选用艾灸，灸至皮肤稍有灼热感并已透入皮下为度，每日或隔日1次。

第六章 妇科炎症性疾病防治

一、外阴、阴道假丝酵母菌病

外阴、阴道假丝酵母菌病是常见的外阴、阴道炎症，也称外阴、阴道念珠菌病，是感染了假丝酵母菌所致。发病率高，国内资料显示，75％的妇女一生中至少患过一次外阴、阴道假丝酵母菌病。

（一）病因

80％～90％的病原体为白假丝酵母菌，10％～20％为光滑假丝酵母菌、近平滑假丝酵母菌、热带假丝酵母菌等。酸性环境适宜假丝酵母菌生长，有假丝酵母菌感染的阴道 pH 值在 4.0～4.7，通常 pH 值＜4.5。白假丝酵母菌为双相菌，有酵母菌和菌丝相，酵母相为芽生孢子，在无症状寄居及传播中起作用；菌丝相为芽生孢子伸长成假菌丝，侵袭组织能力增强，假丝酵母菌对热的抵抗力不强，加热至 60℃时 1 小时即可死亡；但对干燥、日光、紫外线及化学制剂等的抵抗力较强。

假丝酵母菌为条件致病菌，10％～20％非孕妇女及30％孕妇阴道中有此菌寄生，并不引起症状。只有在全身及阴道局部细胞免疫力下降、假丝酵母菌大量繁殖并转变为菌丝相，才出现症状。常见发病诱因有：应用广谱抗生素、妊娠、糖尿病、大量应用免疫抑制药。长期应用抗生素，抑制乳杆菌生长，有利于假丝酵母菌繁殖。妊娠及糖尿病时，机体免疫力下降，阴道组织内糖原增加，酸度增高，有利于假丝酵母菌生长。大量使用免疫抑制剂、糖皮质类固醇激素或免疫缺陷综合征，使机体的抵抗力降低。穿紧身化纤内裤、肥胖可使会阴局部的温度及湿度增加，也易使假丝酵母菌得以繁殖而引起感染。

(二)诊断要点

1. 临床表现 主要表现为外阴瘙痒、灼痛、性交痛及尿痛，部分患者阴道分泌物增多。尿痛特点是排尿时尿液刺激水肿的外阴及前庭导致疼痛。分泌物由脱落上皮细胞和菌丝体、酵母菌和假菌丝组成，其特征为白色稠厚呈凝乳或豆腐渣样。妇科检查可见外阴红斑、水肿，常伴有抓痕，严重者可见皮肤皲裂、表皮脱落。阴道黏膜红肿，小阴唇内侧及阴道黏膜附有白色块状物，擦除后露出红肿黏膜面。急性期还可见到糜烂及浅表溃疡。

2. 辅助检查

(1)可用0.9%氯化钠溶液湿片法或10%氢氧化钾溶液湿片法或革兰染色检查分泌物中的芽生孢子和假菌丝。

(2)若有症状而多次湿片检查为阴性，或为顽固病例，为确诊是否为非白假丝酵母菌感染，可用培养法。

(3)pH 值测定具有重要鉴别意义。若 pH 值<4.5，可能为单纯假丝酵母菌感染；若 pH 值>4.5且涂片中有多量白细胞，可能存在混合感染。

（三）生活调理

假丝酵母菌是条件致病菌，部分妇女阴道中存有此类菌，但酵母菌数量极少，并不引起发病，只有在全身及阴道局部免疫力低下时，假丝酵母菌大量繁殖而发病。因此，加强锻炼，增强身体抵抗力尤为重要。经常使用抗生素、避孕药、穿紧身化纤内裤、肥胖、糖尿病患者，极易患此病，故在日常生活中应引起注意。

（四）饮食调养

宜多食用含B族维生素丰富的食物，如小麦、高粱、芡实、蜂蜜、豆腐、鸡肉、韭菜、牛奶等。多吃水果和新鲜蔬菜。禁忌辛辣、油腻、有刺激性食物。少食甜食，忌烟酒。

（五）治疗

1. 西医治疗

（1）阴道用药：咪康唑栓剂，每晚1粒（100毫克），连用7～10日；或每晚1粒（200毫克），连用3日。克霉唑栓剂，每晚1粒（150毫克），连用7日。制霉菌素栓剂，每晚1粒（10万单位），连用10～14日，一般用2～3个疗程。

（2）全身用药：对未婚者、不愿意采用局部上药者、不能耐受局部用药者及局部用药效果不良者均可全身用药。氟康唑150毫克，顿服；酮康唑200毫克，每日1～2次，连服5日。

（3）性伴侣治疗：性伴侣治疗可预防女性重复感染。患病期间禁忌性生活。

2. 中医治疗　本病治疗以清热去湿、杀虫止痒为主要原则，并需配合外治法。

(1)中药治疗

①湿毒内蕴

主症：阴部瘙痒灼痛，带下量多，色白质稠如豆渣样，口苦咽干，心烦不宁，大便秘结，或小便涩痛，舌质红，苔黄腻，脉弦数。

治则：利湿解毒，杀虫止痒。

方药：猪苓10克，茯苓20克，车前子10克，泽泻10克，栀子10克，黄柏10克，茵陈15克，白鲜皮10克，七叶一枝花15克，牛膝15克。

用法：每日1剂，水煎服。

②湿虫滋生

主症：阴部瘙痒如虫爬状，甚则奇痒难忍，灼热疼痛，带下量多，色黄呈泡沫状，或色白如豆渣状，臭秽，胸闷呃逆，口苦咽干，小便黄赤，舌红，苔黄腻，脉滑数。

治则：清热利湿，解毒杀虫。

方药：薏苡仁30克，黄柏10克，赤茯苓15克，牡丹皮15克，泽泻15克，通草15克，滑石20克，淮山药15克。

用法：每日1剂，水煎服。

(2)验方

①全蝎、皂角刺各5克，刺蒺藜10克，白鲜皮15克，泽泻、当归各10克，何首乌15克，槐米20克，苦参、生地黄各15克，陈皮10克，甘草5克。每日1剂，水煎服。用于祛风利湿，养血润肤。

②当归、白芍各15克，半枝莲30克，防风、生地黄、荆芥

各10克,白花蛇舌草30克。每日1剂,水煎服。用于燥湿解毒。

(3)熏洗疗法:苦参、蛇床子、土槿皮、小蓟各30克,黄芩15克,川椒9克。水煎后熏洗阴部,每日1剂,早晚各1次。如有皮肤角化裂纹者,加芒硝30克;合并感染者,加土茯苓、忍冬藤各30克。一般当日可止痒,轻者5~7日可愈。

(4)敷脐法:芡实、桑螵蛸各30克,白芷20克。研成细末,醋调后敷于脐孔处,每日1次,7日为1个疗程。

二、老年性阴道炎

(一)病因

妇女绝经后,卵巢功能衰退,内源性雌激素水平降低,阴道壁萎缩变薄,黏膜变薄,上皮细胞内糖原减少,阴道内pH值增高,局部抵抗力降低,致病菌容易入侵繁殖引起炎症。

(二)诊断要点

1. 临床表现

(1)阴道分泌物增多,稀薄,有时呈淡黄色或脓性。

(2)外阴瘙痒、灼热感,性交痛。

(3)检查见阴道萎缩性改变,上皮皱襞消失、萎缩、菲薄。

(4)阴道黏膜点状充血,白带呈黄色或脓性,有时有浅表溃疡,溃疡面可与对侧粘连,严重者造成狭窄甚至闭锁,炎症分泌物引流不畅形成阴道积脓或宫腔积脓。

2. 辅助检查

(1)阴道分泌物检查:可见大量基底细胞而无滴虫、真菌,合并感染时见有脓细胞。

(2)宫颈刮片:对于血性白带应当进行宫颈刮片的细胞学检查,以初步排除宫颈癌的存在。如果排除宫颈癌仍有血性白带,需要进行诊断性刮宫来排除子宫其他恶性疾病的存在。

(3)局部活组织检查:对阴道壁肉芽组织或溃疡,需与阴道癌相鉴别,可行局部活组织检查。

(三)生活调理

要注意自我护理,讲究卫生,内衣要用纯棉布料制作,并要宽松舒适,勤换洗。平时清洗外阴不要用热水烫洗,不用肥皂,应该用温水清洗,没有炎症时不用药物。绝经或手术切除卵巢后可以适当补充雌激素,可改善更年期症状,预防老年性阴道炎。

(四)饮食调养

1. 基本原则

(1)宜多进清淡而有营养的食物,如牛奶、豆类、鱼类、蔬菜、水果、粳米、扁豆、栗子、黑芝麻、核桃仁、动物肝脏、蛋类等。

(2)禁忌有刺激性食物,如姜、蒜、辣椒。忌海鲜发物、腥膻制品,忌烟酒、甜食等。

2. 药膳食疗方

(1)山药 30 克,猪瘦肉 200 克,鱼鳔 10 克。将山药洗净，猪瘦肉洗净，切成块，鱼鳔洗净，切成丝，放入锅中，加适量作料、水，煮开后改文火煮2小时。每日2次，食用。用于滋阴补肾，涩精止带。

(2)淡菜20克，黑木耳10克，乌鸡1只，黄酒、食盐、葱段、姜片各适量。将淡菜、黑木耳水发，洗净；乌鸡煺毛、去内脏，洗净，切成块。一起放入沙锅中，加入黄酒、食盐、葱段、姜片、水，炖至熟烂即可。每日2次食用。用于益肾补脾，收涩止带。

(五)预防

注意局部清洁卫生。便后及临睡前用温水进行清洗，穿着宽大棉制内衣，保持局部干燥。浴盆浴具及便盆要分开，在可能的条件下，厕所应改成蹲式，洗浴以淋浴为好。对已患病者，要积极治疗。

(六)治疗

1. 西医治疗

(1)抑制细菌生长：用1%乳酸或0.5%醋酸液冲洗阴道，每日1次，甲硝唑200毫克放入阴道深部，每日1次，连用7～10日为1个疗程。

(2)增加阴道抵抗力：已烯雌酚0.125～0.25毫克放入阴道，每晚1次，7日为1个疗程。也可将妊马雌酮软膏涂阴道，每日2次。严重者可合用口服药物，如服用尼尔雌醇2毫克，每2～4周1次；或用已烯雌酚0.125～0.25毫克，每日1次，连服7日。

2. 中医治疗

(1)中药治疗:本病辨证以肾虚为纲,常兼有湿热,故以滋补肝肾、清热利湿为治则。

①肝肾阴虚

主症:白带增多,色黄质稀或夹有血丝,有臭气,阴部灼热,痒痛不适,或伴有尿频、尿痛,或小便失禁,头晕耳鸣,腰膝酸软,心烦易怒,舌红苔少,脉细数。

治则:滋阴益肾,清热祛湿。

方药:熟地黄 15 克,山药 15 克,茯苓 15 克,泽泻 12 克,牡丹皮 12 克,山茱萸 10 克,知母 6 克,黄柏 10 克,芡实 15 克,金樱子 15 克。

用法:每日 1 剂,水煎服。

②湿热下注

主症:白带或多或少,色黄或黄赤,有时为脓带,有臭气,阴部灼热,痒痛,口苦口干,尿黄,舌红苔黄腻,脉细滑。

治则:清热利湿止带。

方药:猪苓 10 克,茯苓 20 克,车前子(包煎)10 克,泽泻 10 克,栀子 10 克,黄柏 10 克,茵陈 10 克,薏苡仁 20 克,赤芍 15 克,牛膝 15 克。

用法:每日 1 剂,水煎服。

(2)验方

①女贞子 12 克,墨旱莲 15 克,何首乌 10 克,山茱萸、赤芍各 12 克,白芍 10 克,龟版 20 克,薏苡仁 30 克,茯苓 20 克,紫草 12 克,泽泻 10 克。每日 1 剂,水煎服。用于渗湿清热。

②淫羊藿、仙茅各 10 克,知母 12 克,黄柏 10 克,赤芍 12 克,益母草 15 克,甘草 10 克。每日 1 剂,水煎服。用于清热

祛湿止痒。

③猪苓10克,茯苓20克,车前子10克,泽泻10克,栀子10克,黄柏10克,茵陈15克,薏苡仁20克,赤芍15克,牛膝15克。每日1剂,水煎服。用以清热利湿止带。

(3)中成药:知柏地黄丸每次1丸,每日2次,口服,10～14日为1个疗程。

(4)熏洗外阴

①菊花、紫花地丁各30克,半枝莲25克,苦参30克。煎汤后熏洗外阴,每日1次,10日为1个疗程。

②黄柏100克,甘草、川椒、白芷各50克。煎煮后熏洗外阴,每晚1次,10次为1个疗程。

三、滴虫阴道炎

(一)病因

滴虫阴道炎是毛滴虫在阴道里生长引起的炎症。可由性交传播,也可经公共浴池、浴盆、浴巾、游泳池、厕所、衣物、器械、敷料等间接途径传播。阴道毛滴虫适宜在温度为25℃～40℃、pH值为5.2～6.6的潮湿环境中生长。滴虫的生活史简单,只有滋养体而无包囊期,滋养体生命力较强,能在3℃～5℃生存21日,在46℃生存20～60分钟,在半干燥环境中约生存10小时;在普通肥皂水中也能生存45～120分钟。在pH值为5.0以下或7.5以上的环境中则不生长。滴虫阴道炎患者的阴道pH值一般在5.0～6.5,多数＞6.0。

月经前后阴道pH值发生变化，经后接近中性，故隐藏在腺体及阴道皱襞中的滴虫于月经前后常得以繁殖，引起炎症的发作。它能消耗或吞噬阴道上皮细胞内的糖原，阻碍乳酸生成，使阴道pH值升高。滴虫不仅寄生于阴道，还常侵入尿道或尿道旁腺，甚至膀胱、肾盂及男方的包皮皱褶、尿道或前列腺中。

(二)诊断要点

1. 临床症状

(1)白带增多，呈灰黄色泡沫状，有臭味，有时混有血色或呈脓性。

(2)外阴瘙痒如虫爬感。

(3)常有尿频、尿痛。

(4)外阴、阴道充血，阴道壁上有典型的红色颗粒，状如杨梅。

2. 辅助检查

(1)阴道分泌物中查滴虫：检查滴虫最简便的方法是悬滴法。在有症状的患者中，其阳性率可达60%～70%。具体方法是：加温生理盐水1小滴滴于玻片上，于阴道后穹处取少许分泌物混于生理盐水中，立即在低倍光镜下寻找滴虫。若有滴虫，可见其呈波状运动而移动位置，亦可见到周围白细胞被推移。

(2)阴道分泌物培养：对可疑患者，若多次悬滴法未能发现滴虫时，可送培养，准确性可达98%左右。取分泌物前24～48小时避免性交、阴道灌洗或局部用药，取分泌物前不做双合诊，窥器不涂润滑剂。分泌物取出后应及时送检并注意保暖，否则滴虫活动力减弱，造成辨认困难。

(三)生活调理

平时要注意个人卫生，不用公共浴盆及坐厕。外阴洗涤用具及内裤应予隔离及消毒。治疗期间避免性生活，配偶应同时治疗。

(四)饮食调养

宜清淡少油腻，宜多饮水，多吃蔬菜。宜选择具有抗菌作用的食物，如大蒜、洋葱、马齿苋、鱼腥草、马兰头等。忌烟酒、燥热之品，如羊肉等。禁食油炸、辛辣食品。

(五)治疗

1. 西医治疗

(1)全身用药：甲硝唑每次 400 毫克，每日 3 次，连服 7 日。夫妻双方及未婚妇女均能服用。服药后若出现恶心、呕吐、腹泻、头晕等，应立即停药。改用奥硝唑每次 0.5 克，每日 2 次，连服 7 日。

(2)局部用药

①先用肥皂水擦洗外阴，再用 1∶5 000 高锰酸钾溶液冲洗。

②甲硝唑阴道泡腾片 200 毫克，放入阴道，每晚 1 次，连用 7 日。

③如合并感染，可同时给予磺胺结晶粉剂。局部用药一般用 2～3 个疗程，复查白带 3 次正常后停药。

2. 中医治疗

(1)辨证论治：本病治疗以清热祛湿、杀虫为主。肝经湿热者佐以疏肝,脾虚者佐以健脾。

①湿热下注

主症:白带增多,色白或色黄,呈泡沫状或呈脓性,甚或杂有赤带,外阴瘙痒,心烦失眠,小便短赤、涩痛,大便秘结,舌苔薄腻,脉弦。

治则:清热利湿,杀虫止痒。

方药:龙胆草 10 克,栀子 10 克,黄芩 10 克,柴胡 10 克,车前子 10 克,木通 10 克,泽泻 10 克,生地黄 12 克,当归 12 克,生甘草 6 克。

用法:每日 1 剂,水煎服。

②肾虚湿热

主症:带下增多,色黄白呈泡沫状,外阴瘙痒,腰脊酸楚,神疲乏力,舌苔薄腻,脉细弱。

治则:补肾健脾,清热利湿。

方药:薏苡仁 30 克,黄柏 10 克,赤茯苓 15 克,牡丹皮 15 克,泽泻 15 克,通草 10 克,滑石 20 克,淮山药 15 克,干地黄 15 克,山茱萸 10 克,附子 6 克,桂枝 6 克。

用法:每日 1 剂,水煎服。

(2)内服中药:使君子、白薇、当归各 10 克,雷丸(研末、冲服)5 克,乌梅 3 个。水煎服,可连服 20 剂,服完 10 剂后做检查,滴虫阴性即停服。

(3)外用中药

①五倍子 9～15 克,煎水冲洗阴道,一般 2～3 次可愈。

②蛇床子、鹤虱各 30 克,威灵仙、苦参各 15 克,狼毒、当归各 9 克。水煎后过滤去渣,熏洗坐浴,并冲洗阴道。

③炒五倍子 120 克,炒蛇床子、生黄柏各 30 克,冰片 1.5

克。炒五倍子、炒蛇床子、生黄柏共研细末，加冰片，放阴凉处，避免潮湿。每晚用淡盐水洗净阴道后，将药末1克涂入阴道内。

四、细菌性阴道炎

(一)病因

细菌性阴道炎为阴道内正常菌群失调所致的一种混合感染，但临床及病理特征无炎症改变。正常阴道内以产生过氧化氢的乳酸杆菌占优势。患细菌性疾病时，阴道内乳酸杆菌减少，生态平衡系统改变而引起其他细菌大量繁殖，主要有加德纳菌，厌氧菌(动弯杆菌、普雷沃菌、紫单胞菌、类杆菌、消化链球菌等)及人型支原体，其中以厌氧菌居多。厌氧菌的浓度可以是正常妇女的100～1 000倍。厌氧菌繁殖的同时可产生胺类物质，碱化阴道，使阴道分泌物增多并有臭味。促使阴道菌群发生变化可能与频繁性交、多个性伴侣或阴道灌洗使阴道碱化有关。

(二)诊断要点

1. 临床表现

(1)主要症状为顽固性白带增多，呈灰白色，稀薄均质，面糊状，有少量泡沫。

(2)少数合并滴虫或念珠菌感染者可出现外阴瘙痒、阴道烧灼感或性交疼痛。

(3)阴道分泌物腥臭味，在月经期或性交时、性交后异味加重。这种难闻的腥臭味是由于细菌代谢产生的胺挥发所致。检查时,常见灰色的阴道分泌物位于阴道入口处。

2. 辅助检查

(1)阴道分泌物 pH 值>4.5(pH 值多为 5.0~5.5)。

(2)取阴道分泌物少许放在玻片上,加入 10%氢氧化钾 1~2 滴,产生一种烂鱼肉样腥臭气味即为阳性。

(3)取少许分泌物放在玻片上,加一滴生理盐水混合,置于高倍光镜下寻找线索细胞,与滴虫阴道炎不同的是白细胞极少。线索细胞即阴道脱落的表层细胞,于细胞边缘贴附大量颗粒状物,即各种厌氧菌,尤其是加德纳菌。细胞边缘不清。

(4)此外,可参考革兰染色的诊断标准,其标准为每个高倍光镜下形态典型的乳酸杆菌≤5,两种或两种以上其他形态细菌≥6。

(三)饮食调养

1. 基本原则

(1)忌辛辣食物,忌海鲜发物,忌甜腻食物,忌烟酒。

(2)注意饮食营养,宜多食新鲜蔬菜和水果,以保持大便通畅。宜多饮水。

(3)防止合并尿道感染。

2. 药膳食疗方

(1)乌鸡 1 只,莲子肉 30 克,糯米 15 克,白果 10 枚,胡椒少许。将乌鸡活宰,去毛及内脏,洗净;莲子肉、糯米、胡椒洗净。把白果、莲子肉、糯米、胡椒装入鸡腹内封口后,放至炖盅内并加盖,隔水用文火炖 2~3 小时,至鸡熟烂,调味食用。

(2)金樱子30克,冰糖15克。将金樱子洗净,放至炖盅内,加入冰糖、开水适量,炖盅加盖,文火炖1小时即可。随量饮用。

(四)预防

注意经期和产后卫生,保持外阴清洁,预防感染。对阴道的手术损伤和伤口要及时处理。患病后注意休息,增加营养,提高抗病力。

(五)治疗

1. 西医治疗 治疗原则为选用抗厌氧菌药物,主要有甲硝唑、克林霉素。

(1)口服药物:首选甲硝唑400毫克,每日2～3次,口服,共7日;或甲硝唑200毫克,单次口服;或克林霉素300毫克,每日2次,连服7日。单次口服不如连用7日效果好。

(2)局部药物治疗:2%克林霉素软膏阴道涂布,每次5克,每晚1次,连用7日;或甲硝唑阴道泡腾片200毫克,每晚1次,连用7～10日。局部用药与口服药物疗效相似。

2. 中医治疗

(1)中医辨证论治:以祛湿为主,湿热下注者,治以清利湿热;脾虚湿困者,治以健脾除湿。

①湿热下注

主症:带下量多如米泔,或黄绿如脓,臭气难闻,阴部瘙痒灼痛,口苦咽干,心烦不宁,大便不爽,或小便涩痛,舌质红,苔黄腻,脉弦数或滑数。

治则：清热祛湿，止痒。

方药：猪苓10克，茯苓20克，车前子10克，泽泻10克，栀子10克，黄柏10克，茵陈15克，牡丹皮12克，赤芍15克，牛膝15克。

用法：每日1剂，水煎服。

②脾虚湿困

主症：带下量多，色白如涕如唾，绵绵不断，其气腥臭，阴部坠胀，或瘙痒，精神疲倦，四肢不温，食欲缺乏，大便溏薄，舌淡润，边有齿印，苔白滑，脉虚缓。

治则：健脾益气，升阳除湿。

方药：淮山药20克，白术15克，党参15克，苍术15克，柴胡6克，陈皮6克，车前子10克，荆芥8克，甘草6克，泽泻10克，黄芪20克，茯苓20克。

用法：每日1剂，水煎服。

(2)验方

①金菊叶鸡蛋。金菊叶60克，鸡蛋2个。把金菊叶洗净后切碎，与打碎之鸡蛋搅匀，放锅内干炒(不放盐、油)，将熟时加水半碗煮沸，顿服。

②胡椒鸡蛋饼。胡椒20粒，鸡蛋1个。胡椒研细末，鸡蛋打碎，将其调匀，煎炒成鸡蛋饼，当早点连服15日。

(3)外治法

①苦参30克，百部30克，黄柏30克，蒲公英30克，金银花藤30克，蛇床子30克，地肤子30克，加清水4 000～5 000毫升，煎煮45分钟，去渣，取药液坐浴20～30分钟。

②复方黄柏液10毫升，加水至100毫升，冲洗阴道，每日1～2次。

(4)中成药

①妇科止带片每次 5 片,每日 3 次,口服。

②白带丸每次 1 丸,每日 2 次,温开水送服。

五、外阴瘙痒

外阴瘙痒是一种妇科常见症状,以中老年妇女居多。它是指女性外阴由各种不同病原所引起的一种症状,常呈阵发性发作,发作时刺痒难忍,也可是持续性的,一般夜间加重。严重者坐卧不安,影响睡眠、生活和劳动。

(一)病因

1. 外阴局部疾病 如疥疮、阴虱、接触性皮炎及萎缩性角化苔藓、黏膜白斑病、宫颈炎、阴道念珠菌感染等均可引起外阴瘙痒。此外,肛门瘙痒常波及外阴瘙痒。

2. 全身性疾病 如肝胆疾病、胆管疾病、肾脏病、糖尿病、红细胞增多症、淋巴瘤等,除全身瘙痒外,常伴有外阴瘙痒。

3. 精神因素引起的外阴瘙痒 如情绪忧郁紧张、烦躁时常有外阴瘙痒。

4. 外界刺激引起的瘙痒 外阴局部及周围汗液过多、潮湿、浸渍、肥皂刺激、过敏、内裤摩擦或接触过敏、不合格月经带、毛糙的卫生纸及外阴分泌物、肛门排泄物得不到及时洗净,均会促成或加剧外阴瘙痒。

5. 食物因素引起的外阴瘙痒 如食物中缺乏特质、维

生素 B_2、维生素 A、维生素 E、脂肪等，可导致外阴皮肤干燥、脱屑、瘙痒等。

6. 药物过敏或化学品刺激 使用青霉素、四环素、阿司匹林等药物及接触酒精或重金属物质刺激引起。

7. 特发性外阴瘙痒症 原因不明，与情绪干扰或某些轻微刺激有关。

(二)诊断要点

1. 临床表现

(1)外阴瘙痒多位于阴蒂、小阴唇，也可波及大阴唇、会阴，甚至肛周等皮损区，常为阵发性发作，也可为持续性，一般夜间加剧。

(2)长期搔抓可引起抓痕、血痂或激发毛囊炎。

(3)瘙痒程度因不同疾病和不同个体而有明显差异，长期搔抓会引起皮肤肥厚和苔藓样改变。

(4)无原因的外阴瘙痒一般仅发生在生育年龄或绝经后妇女，多波及整个外阴部，但也可仅局限于某部或单侧外阴，虽瘙痒十分严重，甚至难以忍受，但局部皮肤和黏膜外观正常，或仅有因搔抓过度而出现的抓痕和血痂。

2. 辅助检查 阴虱引起的瘙痒多局限在阴毛部位及其附近，搔抓可引起抓痕、血痂或继发毛囊炎。仔细找寻可在阴毛间见到散在的灰色阴虱。

(三)生活调理

注意经期卫生，保持外阴清洁干燥，切忌搔抓。衣着特别是内裤要宽适透气，忌穿化纤类内衣。有感染者可用高锰酸钾坐浴，但严禁局部擦洗。

（四）饮食调养

1. 基本原则

（1）宜多食含蛋白质和糖类的食物，如牛奶、豆浆、肉、蛋等；也应多吃些新鲜蔬菜和水果。

（2）禁食发物，如海鱼、虾、蟹、河鱼、湖鱼，食后会加重外阴瘙痒。

（3）辛辣刺激性食物，如辣椒、胡椒、茴香、花椒、洋葱及烟、酒等也应忌食忌用，以免使炎症扩散、阴部瘙痒加重。

（4）油炸或过于油腻的食物，如猪油、奶油、黄油、奶糖、巧克力等，有助湿作用，不利于治疗，故应忌食。

2. 药膳食疗方

（1）扁豆花 9 克、椿白皮 12 克。将扁豆花、椿白皮洗净，用纱布包好后，加水 200 毫升，煮成 150 毫升即可。一般服用 5～7 次便有效。

（2）生豆浆 500 毫升，白糖 120 克，鸡蛋液 6 个。将生豆浆倒入锅内，上火煮沸，放入白糖；鸡蛋磕入碗内，搅匀，倒入豆浆锅内搅匀，待其再沸时即可出锅食用。

（3）莲子 60 克，薏苡仁 60 克，蚌肉 120 克。先将莲子去皮心，薏苡仁洗净，蚌肉切成薄片，一起放入沙锅内，加水 750 毫升，用文火煮约 1 小时，即可食用。一般服 7～10 次有效。在食物中注意避免吃葱、姜、蒜、辣椒等刺激性食物，防止诱发瘙痒。

（4）熟猪瘦肉 100 克，豆腐干 100 克，白菜 100 克，香菜、食盐、酱油、醋、香油各适量。将熟猪瘦肉、豆腐干切成丝，分别用开水焯透捞出，用凉开水投凉，沥干；白菜洗净，择去老叶，切成丝；香菜洗净，切成2厘米长的段。把白菜丝放入盘内，再依次放入豆腐干丝、熟肉丝、香菜段，浇上食盐、酱油、醋、香油对成的调味汁，搅匀即可食用。

(五)预防

积极治疗全身慢性疾病，忌食辛辣刺激性食物及发物，以消除诱发因素。注意个人卫生，勤换内裤，保持外阴清洁、干燥。

(六)治疗

1. 西医治疗

(1)药物治疗：治疗主要在于控制局部瘙痒。一般均主张采用皮质激素局部治疗(涂氟氢松或泼尼松软膏)。

症状严重者，氯苯那敏(扑尔敏)4毫克，口服；苯海拉明25毫克，口服；异丙嗪25毫克，口服。以兼收镇静和脱敏的功效。

(2)激光治疗：一般采用二氧化碳激光破坏深达2毫米的皮肤层，可消灭异常上皮组织和破坏真皮层内神经末梢，从而阻断瘙痒和搔抓所引起的恶性循环。

2. 中医治疗

(1)蛇床子、花椒、明矾、苦参、百部各10～15克。煎汤趁热先熏后坐浴，每日1次，10次为1个疗程。

(2)紫草200克，香油750克。将紫草入香油炸枯、过滤、去渣，成油浸剂，用棉签蘸紫草油涂擦患处。适用于肝肾阴虚证患者。

六、非特异性阴道炎

非特异性阴道炎是指由于外阴部经常受到尿液、阴道分泌物、经血等的刺激，使外阴皮肤抵抗力下降，感染非特异性细菌（如金色葡萄球菌、大肠埃希菌等）引起的非特异性炎症。

（一）病因

（1）外阴与尿道、肛门邻近，经常受到经血、阴道分泌物、尿液、粪便的刺激，若不注意皮肤清洁易引起外阴炎。

（2）糖尿病患者含糖尿液的刺激、粪瘘患者粪便的刺激及尿瘘患者尿液的长期浸渍等，极易引起外阴炎。

（3）穿紧身化纤内裤，导致局部通透性差，局部潮湿及经期使用卫生巾的刺激，发生外阴炎。

（二）诊断要点

1. 临床表现

（1）急性炎症：患者首先感到外阴不适，继而出现瘙痒及疼痛，或有灼热感，同时可出现外阴部皮肤及黏膜有不同程度肿胀和充血，严重时还会形成糜烂、溃疡或出现大片湿疹并伴有排尿痛、性交痛。

（2）慢性炎症：主要表现为外阴瘙痒，皮肤增厚、粗糙、皲裂，也可以伴有排尿痛或性交痛。

2. 辅助检查 阴道分泌物涂片经革兰染色，镜下可找到成群革兰阳性浓染的卵圆形孢子，或可见到假菌丝与出芽细胞相连成链状或分枝状。

（三）生活调理

平时注意保持外阴清洁、干燥，避免搔抓。停用擦洗外阴的药物，不穿化纤内裤。急性期注意休息，禁性生活。

（四）饮食调养

1. 基本原则

（1）宜清淡少油饮食，多食富含维生素的新鲜水果和蔬菜，宜多饮水。

（2）禁忌辛辣食物，忌海鲜发物，忌甜腻食物，忌烟酒。

2. 药膳食疗方

（1）薏苡仁、山药、莲米各 30 克。分别洗净，一起放入锅，加清水适量，武火煮沸后，改用文火煮 1 小时，煮成羹后，调味服食，每日 1 次，连服 7 日为 1 个疗程。

（2）白果 12 克，腐竹 50 克，粳米适量。同时入锅，加适量水煮粥，待粥熟，趁热服食，每日 2 次，宜常服。

（3）猪肚 1 具，鸡冠花 30 克。猪肚洗净，把鸡冠花置于猪肚内，两者一起放入锅，加清水适量，武火煮沸后，改用文火慢炖 1～2 小时，熟烂后加调料调味即可服食，每日 1 次，连服 3～7 日为 1 个疗程。

（五）治疗

1. 西医治疗　治疗原则为保持局部清洁、干燥，局部应用抗生素，消除病因。

(1)局部治疗:可用 0.1%聚维酮碘液或 1∶5 000 高锰酸钾液坐浴,每日 2 次,每次 15～30 分钟。坐浴后涂抗生素软膏或紫草油。此外,可选用中药水煎熏洗外阴部,每日 1～2 次。急性期还可选用微波或红外线局部物理治疗。

(2)病因治疗:积极寻找病因,若发现糖尿病及时治疗糖尿病,若有尿漏、粪漏应及时行修补术。

2. 验方治疗

(1)栀子 6 克,柴胡 10 克,木通 6 克,白糖适量。栀子、柴胡、木通加水煎煮 20 分钟,去渣取汁,调入白糖煮沸,分 2 次饮服,每日 1 剂,5～7 日为 1 个疗程。

(2)冬瓜子 30 克,冰糖 30 克。将冬瓜子洗净,碾末,加入冰糖,冲开水,放入陶罐用文火隔水炖,温热服,每日 2 次,连服数日。

(3)白菜 500 克,绿豆芽 50 克。将白菜连根茎洗净,切片,绿豆芽洗净,一同放入锅,加水适量,煎煮 15 分钟,去渣取汁,当茶饮用,随时服用。

七、前庭大腺炎、前庭大腺囊肿

前庭大腺炎是因前庭大腺被葡萄球菌、链球菌、大肠埃希菌等细菌感染所致,多引起急性炎症。前庭大腺囊肿多由于慢性炎症长期存在,使前庭大腺导管阻塞,腺液积聚,腺体囊性扩张引起;或因急性前庭大腺炎消退后,脓液被吸收所致。

前庭大腺位于两侧大阴唇后 1/3 深部,腺管开口于处女膜与小阴唇之间。因解剖部位的特点，在性交、分娩等其他情况污染外阴部时，病原体容易侵入而引起前庭大腺炎。主要病原体为葡萄球菌、大肠埃希菌、链球菌、肠球菌。随着性传播疾病发病率的增加，淋病奈瑟菌及沙眼衣原体已成为常见的病原体。急性炎症发作时，病原体首先侵犯腺管，腺管呈急性化脓性炎症，腺管开口往往因肿胀或渗出物凝聚而阻塞，脓液不能外流、积存而形成脓肿，称前庭大腺脓肿。

前庭大腺囊肿系因前庭大腺管开口部阻塞，分泌物积聚于腺腔而形成囊肿。前庭大腺管阻塞的原因：前庭大腺脓肿消退后，腺管阻塞，脓液吸收后由黏液分泌物所代替而形成囊肿。腺腔内的黏液浓稠或先天性腺管狭窄，分泌物排出不畅，导致囊肿形成。非特异性炎症阻塞，如分娩时会阴与阴道裂伤后瘢痕阻塞腺管口，或会阴后-侧切开术损伤腺管。前庭大腺囊肿可继发感染形成脓肿反复发作。

(一)诊断要点

1. 临床表现

(1)炎症多发生于一侧。初起时局部肿胀、疼痛、灼热感，行走不便，有时会致大小便困难。检查见局部皮肤红肿、发热、压痛明显。若为淋病奈瑟菌感染，挤压局部可流出稀薄、淡黄色脓汁。当脓肿形成时，可触及波动感，脓肿直径可达5～6厘米，患者出现发热等全身症状，腹股沟淋巴结可呈不同程度增大。当脓肿内压力增大时，表面皮肤变薄，脓肿自行破溃。若破孔大，可自行引流，炎症较快消退而痊愈；若破孔小，引流不畅，则炎症持续不消退，并可反复急性发作

(2)前庭大腺囊肿若囊肿小且无感染，患者可无自觉症

状，若囊肿大，患者可感到外阴有坠胀感或有性交不适。检查见囊肿多为单侧，也可为双侧，囊肿呈椭圆形，大小不等，可持续数年不变。

2. 辅助检查 急性期由腺管开口处取分泌物或从破口处或穿刺取液做涂片或培养，可获细菌学阳性结果；急性期血白细胞计数可升高。

(二)饮食调养

1. 基本原则

(1)饮食宜清淡少油；宜多饮水，多食蔬菜。

(2)忌肥甘厚腻、煎炸辛辣食物，如辣椒、姜、葱、蒜、海鲜、牛肉等。

2. 药膳食疗方

(1)鱼腥草 30 克，薏苡仁 30 克，粳米 50 克。鱼腥草加水先煎，去渣取汁，放入薏苡仁、粳米，煮至粥熟。温热服食，每日 2 次，连服 5～7 日为 1 个疗程。

(2)当归 10 克，马齿苋 30 克，粳米 60 克。将当归用干净的纱布包好，马齿苋洗净，同入锅内，加入粳米、适量清水熬至熟，去药包。食粥，每日 1 次，连服 3～5 日为 1 个疗程。

(三)治疗

1. 西医治疗

(1)炎症急性发作时，需卧床休息，局部保持清洁。可取前庭大腺开口处分泌物做细菌培养，根据病原菌选用口服或肌内注射抗生素。此外，可选用清热解毒中药局部热敷或坐浴。脓肿形成后需行切开引流及造口术，并放置引流条。

(2)前庭大腺囊肿可选用造口术,方法简单,损伤小,术后还能保留腺体功能。手术方法还可采用二氧化碳激光或微波做囊肿造口术。

2. 中医治疗

(1)中药辨证论治:本病则按“热者清之,寒者温之,坚者消之,虚者补之,下陷者托之”的原则。同时必须配合外治法以提高疗效。

①热毒

主症:初期外阴部一侧或两侧肿胀、疼痛,行动艰难,或肿处高起,形如蚕茧,不易消退,3～5 日便成脓,并可自行溃破,或溃后脓多臭秽而稠,伴恶寒发热,口干口苦,纳差,大便秘结,小便涩痛,舌苔黄腻,脉滑数。

治则:清热解毒,活血化瘀。

方药:蒲公英 15 克,金银花 15 克,野菊花 20 克,紫花地丁 12 克,天葵子 12 克,穿山甲 12 克,皂角刺 12 克,天花粉 12 克,贝母 10 克,冬瓜仁 15 克,白芷 10 克,生甘草 10 克。

用法:每日 1 剂,水煎服。

②气滞

主症:外阴部包块,按之柔软,推之可移,有坠胀感,或两胁胀痛,心烦易怒,喜叹息,舌质紫暗,苔薄,脉弦。

治则:疏肝理气,活血散结。

方药:柴胡 10 克,白芍 15 克,白术 15 克,茯苓 15 克,赤芍 15 克,当归 15 克,丹参 15 克,炮山甲 15 克,枳壳 10 克,青皮 10 克,夏枯草 15 克,甘草 6 克。

用法:每日 1 剂,水煎服。

③寒凝

主症：外阴部包块，按之柔软，推之可移，有坠胀感，或小便清长，大便溏薄，舌质淡黯，苔薄白，脉沉迟。

治则：温经散寒，活血行滞。

方药：熟地黄 20 克，白芥子 6 克，鹿角胶 15 克，肉桂 3 克，生姜炭 6 克，麻黄 6 克，当归 12 克，三棱 10 克，莪术 10 克，生甘草 6 克。

用法：每日 1 剂，水煎服。

(2)验方

①苦菜 40 克，生姜 20 克，黄酒 10 毫升。苦菜、生姜分别洗净、切碎、捣烂，以洁净的纱布绞取汁液，或用榨汁机榨汁，取液汁，两液等量合并。每次取 30 毫升，对黄酒，冲开水饮服，每日 3 次。

②苦参、黄柏、蛇床子、艾叶、白鲜皮、桃仁、路路通、白矾各 15 克，食醋 10 毫升。加水适量煎 30 分钟，取药液 1 000 毫升，加入食醋，每日熏洗患处 2 次。

八、慢性宫颈炎

(一)病因

慢性宫颈炎多由急性宫颈炎转变而来，常因急性宫颈炎治疗不彻底，病原体隐藏于宫颈黏膜内形成慢性炎症，多见于分娩、流产或手术损伤宫颈后，病原体侵入而引起感染。也有的患者无急性宫颈炎症状，直接发生慢性宫颈炎。慢性宫颈炎的病原体主要为葡萄球菌、链球菌、大肠埃希菌及厌氧菌。目前沙眼衣原体及淋病奈瑟菌感染引起的慢性宫颈炎亦日益增多,已引起注意。此外,单纯疱疹病毒也可能与慢性宫颈炎有关。病原体侵入宫颈黏膜,并在此处潜藏。由于宫颈黏膜皱襞多,感染不易彻底清除,往往形成慢性宫颈炎。

(二)诊断要点

1. 临床表现

(1)白带增多,可呈乳白色黏液状,有时呈淡黄色,脓性或带有血性。伴有息肉形成时亦有不规则的阴道出血或性交后出血,可有腰骶疼痛及下腹坠痛和痛经,于月经、排便或性交后加重。

(2)可见宫颈糜烂及肥大、息肉、腺体囊肿等。根据宫颈糜烂面的大小,可分为轻度,指糜烂面占整个子宫颈面积的1/3以内;中度,指糜烂面占整个子宫颈面积的1/3～2/3;重度,指糜烂面占整个子宫颈面积的2/3以上。

2. 辅助检查　宫颈糜烂与早期子宫颈癌很难鉴别,须做宫颈刮片、阴道镜检查和活体组织检查。

(三)生活调理

讲究卫生,勤换内裤,清洗外阴,保持外阴清洁。治疗时禁性生活2个月。注意休息,避免劳累。

(四)饮食调养

1. 基本原则

(1)宜多食蔬菜、水果、扁豆、薏苡仁、山药、莲子、白果、芡实等。

(2)治疗中忌食辛辣、油腻之品。

2. 药膳食疗方

(1)鲫鱼1条，薏苡仁30克，生姜5克。将鲫鱼去内脏，洗净，薏苡仁炒黄，放入锅中，加适量水煮开后文火煮2小时，加作料即可。食鱼喝汤，每日1次。用于健脾利水，祛湿止带。

(2)薏苡仁50克，芡实30克，粳米60克，香油、食盐各适量。薏苡仁、芡实、粳米淘洗干净后加适量水煮成粥，加香油和食盐调味。分2次服用。用于健脾清热，利湿止带。

(五)治疗

1. 西医治疗

(1)局部用药：适用于宫颈糜烂面积小或糜烂较浅者。可将治糜灵栓或益宝疗放阴道，隔日1次；平素原液涂宫颈，每周1～2次。

(2)物理疗法：糜烂面积较大或糜烂较深的，可用电熨术、冷冻、激光等进行治疗。

(3)手术：对宫颈肥大、糜烂面较广、不典型增生者，可行宫颈锥切、Leep刀环形电切术。

2. 中医治疗　治疗原则以清热化瘀、祛风燥湿、滋补肝肾、调和冲任药物煎汤内服，外治以局部用药为主。

(1)辨证论治

①脾气虚弱

主症：带下量多，色白或淡黄，质黏稠，无臭气，绵绵不断，精神倦怠，食欲缺乏，便溏，舌淡胖边有齿印，苔白或腻，脉缓弱。

治则：健脾益气，除湿止带。

方药：苍术10克，白术15克，党参20克，山药20克，陈皮6克，柴胡3克，车前子15克，白芍12克，薏苡仁30克，茯苓15克。

用法：每日1剂，水煎服。

②肾阳不足

主症：带下量多，质清稀如水，淋漓不断，腰酸膝软，形寒怕冷，大便溏薄，小便频数，夜尿多，舌淡，苔白润，脉沉弱。

治则：补肾固精止带。

方药：续断20克，杜仲15克，鹿角胶15克，山药20克，白术15克，莲须12克，芡实18克，龙骨30克，牡蛎30克。

用法：每日1剂，水煎服。

③肾阴亏虚

主症：带下量多，色淡褐或黄白相间，质稠，有气味，阴部灼热，头晕目眩，五心烦热，失眠多梦，腰膝酸软，舌淡、苔少，脉细数或弦数。

治则：滋阴益肾，降火止带。

方药：熟地黄15克，山茱萸10克，山药15克，牡丹皮12克，茯苓20克，泽泻10克，知母6克，黄柏10克，芡实15克，金樱子15克。

用法：每日1剂，水煎服。

④湿热蕴结

主症：带下量多，色黄质稠，或为赤带，或赤白相间，有臭气，口苦口腻，脘闷少食，或伴小腹疼痛，大便溏而不爽，小便短黄，舌红，苔黄腻，脉滑数或弦数。

治则：清热利湿止带。

方药：猪苓15克，茯苓20克，泽泻12克，车前子15克，茵陈10克，黄柏10克，栀子10克，赤芍15克，牡丹皮12克，牛膝15克。

用法：每日1剂，水煎服。

(2)验方

①金银花、败酱草、薏苡仁各30克，丹参15克，连翘、赤芍各9克。每日1剂，水煎服。腰痛者，加菟丝子30克，川续断、桑寄生各12克；腹坠胀者，加川楝子12克，香附9克；白带腥臭者，加鱼腥草、刘寄奴各15克。

②青黛10克，青果核6克，硼砂60克，炉甘石、人中白各90克，黄柏25克，西瓜霜、甘草各30克，石膏150克，冰片、黄连各1克。上药共研细末，清洁子宫颈口后，将药粉喷于宫颈糜烂处，隔日1次，10次为1个疗程。月经期停用，治疗期间禁房事。

九、急性盆腔炎

女性生殖道在解剖、生理上的特点是有比较完善的自然防御功能，增强了对感染的防御能力。孕龄妇女子宫内膜的周期性剥脱，也是消除宫腔感染的有利条件。此外，输卵管黏膜上皮细胞的纤毛向子宫腔方向摆动以及输卵管的蠕动，均有利于阻止病原体的侵入。但当机体免疫功能下降、内分泌发生变化或外源性致病菌侵入，均可导致炎症的发生。

引起盆腔炎的病原体可以单纯为需氧菌、单纯厌氧菌或需氧菌及厌氧菌的混合感染，可伴有或不伴有性传播疾病的病原体。需氧菌及兼性厌氧菌包括大肠埃希菌、棒杆菌、链球菌、肠球菌、葡萄球菌等；厌氧菌包括消化球菌、消化链球菌、脆弱类杆菌等。盆腔炎往往是需氧菌及厌氧菌的混合感染。性传播疾病的病原体主要为淋病奈瑟菌、沙眼衣原体、沙眼支原体。

(一)诊断要点

1. 临床表现

(1)高热(体温超过 38.3℃)寒战，下腹剧痛(可向大腿两侧放射)，恶心呕吐，腹胀腹泻。

(2)尿频、尿痛或排尿困难，白带增多，有时呈脓性。

(3)下腹压痛，反跳痛，腹肌紧张，有时可触及包块。

(4)阴道内灼热感，阴道及子宫颈充血，白带多，脓性，有异味；宫颈有举痛、压痛，宫旁组织增厚，压痛明显，有时可触及包块。如有盆腔脓肿形成，则阴道后穹有饱满感及波动感，触痛明显，行后穹穿刺可有脓液抽出。

2. 辅助检查

(1)阴道分泌物 0.9%氯化钠溶液涂片见到大量白细胞

(2)血常规检查可见白细胞增高，血沉加快。

(3)血 C 反应蛋白升高。

(4)实验室证实的宫颈淋病奈瑟菌或衣原体阳性。

(5)正常情况下后穹白细胞数$\leqslant 1\times 10^9$/升，在盆腔炎后穹细胞数常$\geqslant 3\times 10^9$/升。后穹穿刺如有盆腔积脓时吸出物均为脓液，可送做细菌培养及药敏试验。

(二)饮食调养

1. 基本原则

(1)宜食清淡、富含营养的食物，如新鲜蔬菜、大枣、乌梅、芹菜、橘子、胡萝卜、牛奶、蜂蜜、泥鳅等。

(2)禁忌辛辣、油腻之食物，如辣椒、大蒜、芥末、香菜等。

2. 药膳食疗方 冬瓜子仁200克，薏苡仁30克，绿豆50克，鲜荷叶20克，藿香叶10克。冬瓜切成小块，与薏苡仁、绿豆同煮成粥，粥熟后加入荷叶，把藿香叶煎汁，取汁少量加入粥中再煮片刻即可。每日2次。用于清热解毒，利湿止痛。

(三)预防

注意经期、孕期、产褥期的卫生，注意饮食营养，加强锻炼，增强体质。人工流产术、放环术、诊刮术等宫腔手术后应抗感染治疗3～7日。

(四)治疗

1. 西医治疗

(1)一般治疗：卧床休息，取半卧位。给予高热能、高蛋白、高维生素饮食，补充水及电解质。物理降温。

(2)抗菌药物：应根据细菌培养及药敏用药，一般联合用药。

①青霉素400万单位，生理盐水100毫升，静脉滴注，每日2次。

②甲硝唑或奥硝唑100毫升，静脉滴注，每日2次。

③头孢曲松钠2克，生理盐水250毫升，静脉滴注，每日

2次。

④克林霉素1.8克,5%葡萄糖注射液500毫升,静脉滴注,每日1次。

⑤阿奇霉素0.5克,5%葡萄糖注射液500毫升,静脉滴注,每日1次。

(3)糖皮质激素:严重感染、中毒症状明显者,可用糖皮质激素与广谱抗生素合用。能减少炎性渗出,加强抗生素的作用。氢化可的松0.2～0.3克(或地塞米松20毫克),5%葡萄糖注射液1000毫升,静脉滴注,每日1次。病情稳定后减量,改为口服泼尼松10毫克,每日1～3次,持续1周。

(4)手术治疗:当发现有宫腔积脓时,可行宫颈扩张,引流排脓;当脓肿位于子宫直肠窝时,可行后穹隆切开排脓。当盆腔炎性包块经药物治疗无效,体温不降,患者中毒症状加重时,或盆腔包块增大及盆腔脓肿经药物治疗病情好转,但脓肿持续存在,可行剖腹手术。

2. 中医治疗

(1)中医辨证施治:本病属中医学"癥瘕"、"痛经"、"带下"等范畴。多有正气不足,病邪乘虚而入,导致湿热瘀毒潴留下焦而发病;日久则气血瘀滞,脉络失和,甚则结成瘀块。急性盆腔炎起病急,病情重,临床以实证为主,病因以热毒为主,兼有湿、瘀,故治法以清热解毒为主,祛湿化瘀为辅。

①热毒壅盛

主症:寒战高热,小腹痛甚,拒按,腰骶胀痛,带下量多,色黄如脓,或夹杂血丝,气臭秽,或恶露不畅,色红质稠,有血块,伴见口渴喜冷饮,头痛烦躁,倦怠无力,小便短赤,大便干结,舌质红,苔黄少津,脉滑数。

治则:清热解毒,凉血化瘀。

方药:金银花 15 克,野菊花 15 克,蒲公英 20 克,紫花地丁 15 克,天葵子 9 克,连翘 12 克,牡丹皮 12 克,赤芍 12 克,延胡索 12 克,蒲黄 10 克,五灵脂 10 克,生甘草 6 克。

用法:每日 1 剂,水煎分 2 次服。

加减:带下多而秽臭者,加车前子 15 克,生薏苡仁 30 克,椿根皮 15 克;经量多,经期延长者,加地榆 20 克;大便干结,加大黄 15 克;盆腔有包块者,加冬瓜子仁 5 克,桃仁 10 克;腹胀者,加厚朴 15 克,大腹皮 15 克。

②湿热瘀结

主症:发热恶寒,或高热虽减,低热起伏,下腹胀坠痛拒按,或灼热感,带下量多,色黄质稠,有臭气,纳差食少,口干,大便不爽或便秘,小便频急涩痛,舌红,苔黄腻,脉弦数。

治则:清热利湿,活血止痛。

方药:穿山甲 15 克,皂角刺 15 克,当归 10 克,甘草 6 克,金银花 15 克,赤芍 15 克,乳香 10 克,没药 10 克,天花粉 12 克,浙贝母 10 克,白芷 10 克,薏苡仁 30 克,冬瓜子 15 克。

用法:每日 1 剂,水煎分 2 次服。

加减:腹痛甚者,加红藤 15 克,徐长卿 15 克;白带多者,加黄柏 10 克,椿根皮 15 克,厚朴 15 克,枳实 10 克;大便干结者,加大黄 10 克,桃仁 10 克;有包块者,加三棱 10 克,莪术 10 克。

③热毒内陷

主症:高热,神昏,谵妄狂躁,麻疹隐隐,或喘咳咯血,或腰痛尿血,或面色苍白,四肢厥冷,舌红绛,脉细数或微弱。

治则:清营凉血,透热解毒。

方药：玄参15克，生地黄15克，麦冬15克，连翘15克，竹叶心6克，丹参15克，黄连6克，水牛角粉20克，蒲公英20克，紫花地丁15克，野菊花20克。

用法：每日1剂，水煎分2次服。

加减：神昏谵妄，甚或昏迷不醒，以上方煎水送服甲羟孕酮或紫雪丹，以芳香开窍，清营解毒；若病情进一步发展，致热深厥深，症见面色苍白，四肢厥冷，脉微欲绝，应急予参附汤（人参15克，附子10克）以回阳救逆。

(2)验方

①三棱、莪术、丹参、赤芍、延胡索、牡丹皮各9克，桃仁12克，薏苡仁15克，红藤、败酱草各30克。每日1剂，水煎服。用于急性盆腔炎。

②蒲公英30克，败酱草20克，丹参15克，赤芍、黄芩、桃仁各12克，木香、茯苓各10克，车前草30克，金银花20克，延胡索、陈皮各10克，甘草5克。每日1剂，水煎服。用于清热利湿，活血化瘀。

③金银花、牡丹皮各30克，莲子、白糖各50克。将金银花、牡丹皮水煎后，去渣取汁，再放入莲子煎煮至烂，放入白糖拌匀即可。分早晚2次服用。用于清热解毒，凉血消炎。

④扁豆、山药各20克，金银花、野菊花各15克，蒲公英20克，紫花地丁15克，连翘、牡丹皮、赤芍、延胡索各12克，蒲黄、五灵脂各10克，甘草6克。每日1剂，水煎分2次服。

(3)其他疗法：可采用频谱、超声、微波等物理疗法治疗；或将粗盐炒热，敷于下腹部，每日2次；或中药灌肠。

十、慢性盆腔炎

本病是急性盆腔炎的遗留病变，主要病理改变是组织破坏、广泛粘连、增生及瘢痕形成。多有急性盆腔炎延误诊治，或治疗不彻底，或患者体质虚弱，病程迁延演变所致，或无明显急性病程，如沙眼衣原体感染所致输卵管炎。当机体抵抗力较差时，可反复发作。临床常有慢性输卵管炎、输卵管积水、输卵管卵巢炎、输卵管卵巢囊肿、盆腔结缔组织炎等。

（一）病因

1. 慢性输卵管炎与输卵管积水 慢性输卵管炎以双侧居多，输卵管呈轻度或中度肿大，伞端可部分或完全闭锁，并与周围组织粘连。有时输卵管峡部黏膜上皮和纤维组织增生粘连，使输卵管呈多发性、结节状增厚，称峡部结节性输卵管炎。输卵管炎症较轻时，伞端及峡部粘连闭锁，浆液性渗出物积聚形成输卵管积水；有时输卵管积脓变为慢性，脓液渐被吸收，浆液性液体继续自管壁渗出充满管腔，亦可形成输卵管积水。积水输卵管表面光滑，管壁甚薄，由于输卵管系膜不能随积水输卵管囊壁的增长扩大而相应延长，故积水输卵管向系膜侧弯曲，形似腊肠样或蒸馏瓶状，卷曲向后，可游离或与周围组织有膜样粘连。

2. 输卵管卵巢炎及输卵管卵巢囊肿 输卵管发炎时波及卵巢，输卵管与卵巢相互粘连形成炎性肿块，或输卵管伞端与卵巢粘连并贯通，液体渗出形成输卵管卵巢囊肿。

3. 慢性盆腔结缔组织炎 炎症蔓延至宫骶韧带处，使纤维组织增生、变硬。若蔓延范围广泛，可使子宫固定，宫颈旁组织增厚。

（二）诊断要点

1. 临床表现

（1）症状

①全身炎症症状多不明显，有时仅有低热，易感疲倦。由于病程时间较长，部分患者可出现神经衰弱症状，如精神不振、周身不适、失眠等。当患者抵抗力差时，易有急性或亚急性发作。

②慢性炎症形成的瘢痕粘连及盆腔充血，常引起下腹部坠胀、疼痛及腰骶部酸痛。常在劳累、性交后及月经前后加剧。

③慢性炎症导致盆腔淤血，患者常有经量增多；卵巢功能损害时可致月经失调；输卵管粘连阻塞时可致不孕。

（2）体征：子宫常呈后倾后屈，活动受限或粘连固定。若为输卵管炎，则在子宫一侧或两侧触到呈索条状增粗的输卵管，并有轻度压痛；若为输卵管积水或输卵管卵巢囊肿，则在盆腔一侧或两侧触及囊性肿物，活动多受限；若为盆腔结缔组织炎时，子宫一侧或两侧有片状增厚、压痛，宫骶韧带常增粗、变硬，有触痛。

2. 辅助检查

（1）B超对输卵管积水、输卵管卵巢囊肿之诊断有价值。

（2）为了明确诊断，或者是考虑手术治疗时，可进行腹腔镜检查。

(三)饮食调养

1. 基本原则

(1)饮食清淡,易于消化。

(2)忌烟酒、忌食辛辣刺激性食物,忌食过热性食物。

2. 药膳食疗方

(1)麦芽20克,鸡内金15克,蒲公英25克,玄参25克,甘草15克,薏苡仁50克。将麦芽、鸡内金、蒲公英25克,玄参、甘草加水煎汤,去渣取汁,入薏苡仁煮粥。上为1日量,分早晚服,连服1周。

(2)莲子、白糖各50克,扁豆、金银花、牡丹皮各20克。金银花、牡丹皮水煎去渣取汁,放入莲子、扁豆煮烂,放入白糖拌匀,分早晚食用。

(四)预防

坚持经期、产后及流产后的卫生保健。积极彻底治愈急性盆腔炎,以防转化为慢性盆腔炎。

(五)治疗

1. 西医治疗

(1)药物治疗:对局部压痛明显,急性或亚急性发作时,与治疗急性盆腔炎相同;在加用抗生素同时,可加用糜蛋白酶5毫克或透明质酸1 500单位,肌内注射,隔日1次,5~10次为1个疗程。上法对炎症的消散、粘连软化及瘢痕吸收可起一定作用。

(2)物理疗法:温热的良性刺激可促进盆腔血液循环、改善组织的营养状态、提高新陈代谢，以利于炎症吸收和消退。常用的有短波、超短波、离子透入、蜡疗等。

(3)手术治疗：经长期非手术治疗无效而症状明显或反复急性发作者，或已形成较大炎性包块者，可采取手术治疗。

2. 中医治疗

(1)中医辨证论治：本病由湿热、湿毒之邪乘虚入侵，与气血互结，蕴积胞脉、胞络，气血瘀滞，或肝经积郁，气滞血瘀，不通为痛。病情缠绵难愈，重伤正气，故临床常见寒热错综、虚实夹杂之证。

①湿热瘀结

主症：低热起伏，小腹疼痛或灼痛拒按，腰骶酸痛，月经量多，或淋漓日久，带下增多，色黄黏稠或有秽气，尿赤便秘，口干欲饮，纳呆，舌红，苔黄腻，脉弦滑或滑数。

治则：清热祛湿，理气化瘀。

方药：当归 10 克，白芍 12 克，生地黄 12 克，黄连 6 克，香附 12 克，桃仁 12 克，红花 10 克，莪术 10 克，延胡索 12 克，牡丹皮 12 克。

用法：每日 1 剂，水煎服。

加减：阴道出血淋漓不止者，去当归，加地榆 20 克，茜草根 15 克，以凉血活血，祛瘀止血；小腹疼痛甚者，加蒲黄 10 克，五灵脂 10 克，以祛瘀止痛。

②气滞血瘀

主症：小腹胀痛、刺痛，白带增多，经行腹痛，月经色黯有块，块下痛减，经前乳房胸胁胀痛，情志抑郁，舌黯，有瘀点或瘀斑，苔薄，脉弦涩。

治则：行气活血，化瘀散结。

方药:红花 10 克,枳壳 10 克,赤芍 15 克,柴胡 10 克,甘草 6 克,桔梗 10 克,牛膝 12 克。

用法:每日 1 剂,水煎服。

加减:腹痛甚者,加乳香 10 克,没药 10 克,以化瘀止痛;恶露日久不绝,经期延长者,可加益母草 30 克,茜草根 15 克,以活血止血。

③寒湿瘀结

主症:小腹冷痛,得热则舒,或坠胀疼痛,月经后期,量少色黯有块,白带增多,质稀色白,面白肢冷,舌淡苔白润,脉沉细或沉紧。

治则:温经散寒,活血化瘀。

方药:小茴香 6 克,干姜 8 克,延胡索 12 克,没药 10 克,当归 12 克,肉桂 3 克,赤芍 15 克,蒲黄 10 克,五灵脂 10 克。

用法:每日 1 剂,水煎服。

加减:白带多者,加苍术 15 克,茯苓 20 克,以燥湿健脾;腹痛明显者,加香附 12 克,艾叶 10 克,以散寒止痛。

④气虚血瘀

主症:小腹疼痛,隐隐而作,或小腹坠痛,带下量多,色白质稀,月经或多或少,或经期延长,精神萎靡,体倦乏力,面色萎黄,舌淡,苔薄白或薄腻,脉细弦。

治则:益气健脾,化湿活血。

方药:党参 20 克,扁豆 15 克,茯苓 20 克,山药 20 克,莲子肉 20 克,薏苡仁 30 克,桃仁 10 克,红花 10 克,当归 12 克,甘草 6 克。

用法:每日 1 剂,水煎服。

加减:腹痛明显者,加蒲黄 10 克,五灵脂 10 克,以化瘀止痛;月经量多者,去当归,加茜草根 15 克,益母草 20 克,以化瘀止血;气虚明显者,加黄芪 30 克,以补气行血。

⑤肾虚血瘀

主症:小腹疼痛,绵绵不休,白带增多,腰膝酸楚,头晕目眩,神疲乏力,舌黯或有瘀点,苔薄,脉沉细。

治则:补益肝肾,活血祛瘀。

方药:熟地黄 20 克,山药 20 克,枸杞子 20 克,山茱萸 10 克,菟丝子 20 克,桑寄生 20 克,川牛膝 15 克,丹参 15 克,当归 10 克,白芍 12 克,鸡血藤 20 克,甘草 6 克。

用法:每日 1 剂,水煎服。

加减:腰酸痛甚者,加狗脊 15 克,乌药 10 克;兼气虚者,加党参 20 克,黄芪 20 克;白带多者,加芡实 20 克,莲子肉 15 克,薏苡仁 30 克,牡蛎 30 克。

(2)验方

①当归、川芎各 10 克,白芍 12 克,生地黄 12 克,黄连 6 克,香附 12 克,桃仁 12 克,红花 10 克,莪术 10 克,延胡索 12 克,牡丹皮 12 克。每日 1 剂,水煎服。用于清热利湿,理气化瘀。

②当归 12 克,生地黄 15 克,桃仁 12 克,红花 10 克,枳壳 10 克,赤芍 15 克,柴胡 10 克,甘草 6 克,桔梗 10 克,牛膝 12 克。每日 1 剂,水煎服。用于行气活血,化瘀散结。

③黄芩 15 克,黄连 6 克,黄柏 15 克,虎杖 30 克,丹参 10 克。将黄芩、黄连、黄柏、虎杖、丹参加水适量煎汤,去渣取汁,加入白糖调匀。此为 1 日量,分早晚温服,连服 10 日为 1 个疗程。

(3)其他疗法

①中药离子导入法。用黄柏30克,当归30克,香附20克,加水浓煎,也可用1%小檗碱或复方丹参注射液。使用时用纸吸透药液,放在消毒的布垫上,放在外阴,连接电离子倒入治疗仪阳极,另用无药的湿布垫放在腰骶部,连接阴极,治疗量为5～10毫安,每次20～30分钟,每日1次,10次为1个疗程。

②针灸。主穴取中极、关元、气海;配穴取三阴交、阴陵泉、气海、子宫。

十一、生殖器结核

生殖器结核是由结核杆菌侵入人体引起的输卵管、子宫内膜、卵巢、盆腔腹膜及宫颈等女性生殖器官的炎症病变,多发生于20～40岁的女性,也可见于绝经后的老年妇女。

(一)病因

生殖器结核是全身结核的一个表现,原发性生殖器结核即使有可能存在,也是极为罕见的,常继发于身体其他部位结核,如肺结核、肠结核、腹膜结核、肠系膜淋巴结的结核病灶;也可继发于淋巴结核、骨结核或泌尿系统结核,约10%的肺结核患者伴有生殖器结核。生殖器结核潜伏期很长,可达1～10年,多数患者在日后发现生殖器结核时,其原发病灶已痊愈。

1. 输卵管结核　占女性生殖器结核的90%～100%,双侧性居多，外观可有不同表现。少数在其浆膜面见多个粟粒结节，有时盆腔腹膜、肠管表面及卵巢表面也布满类似结节，或并发腹水型结核性腹膜炎；有的输卵管增粗肥大，其伞端外翻如烟斗嘴状，有时伞端封闭，管腔内充满干酪样物质；有的输卵管增粗，管壁内有结核结节；有的输卵管僵直变粗，峡部有多个结节隆起。在输卵管管腔内见到干酪样物质，有助于同非结核性炎症相鉴别。输卵管常与其邻近器官如卵巢、子宫、肠曲广泛粘连。

2. 子宫内膜结核 常由输卵管结核蔓延而来，占生殖器结核的50%～80%。输卵管结核患者约50%同时患有子宫内膜结核。病变首先出现在宫腔两侧角，随着病情进展，子宫内膜受到不同程度结核病变的破坏，最后代以瘢痕组织，可使宫腔粘连、变形、缩小。

3. 卵巢结核 亦由输卵管结核蔓延而来，占生殖器结核的20%～30%。因卵巢有白膜包围，通常仅有卵巢周围炎，侵犯卵巢深层较少，但有血液循环传播的感染，可在卵巢深部形成结节及干酪样坏死性脓肿。

4. 宫颈结核 常由于宫内膜结核蔓延而来或经淋巴或血液循环传播，占生殖器结核的10%～20%。病变可表现为乳头状增生或为溃疡，这时外观不易与宫颈癌鉴别。

5. 盆腔腹膜结核 多合并输卵管结核。根据病变特征不同分为渗出型及粘连型。渗出型以渗出为主，特点为腹膜上布满无数大小不等的散在灰黄色结节，渗出物为浆液性草黄色澄清液体，积聚于盆腔，有时因粘连可形成多个包裹性囊肿；粘连型以粘连为主，特点为腹膜增厚，与邻近脏器之间发生紧密粘连，粘连间的组织常发生干酪样坏死，易形成瘘管。

(二)诊断要点

1. 临床表现 由于个体差异,女性生殖器结核的症状表现差别很大。有些人症状很轻或无明显症状,有些人症状严重。一般可有以下几种表现。

(1)不孕:由于输卵管黏膜破坏与粘连,常使管腔阻塞;或因输卵管周围粘连,有时管腔尚保持部分通畅,但黏膜纤毛被破坏,输卵管僵硬、蠕动受限,丧失其运输功能;子宫内膜受到结核病灶的破坏也可致不孕,故绝大多数生殖器结核患者不孕。在原发性不孕患者中生殖器结核常为主要原因之一。

(2)月经失调:早期因子宫内膜充血及溃疡,可有经量过多。多数患者就诊时患病已久,子宫内膜已遭受不同程度破坏,而表现为月经稀少或闭经。

(3)下腹疼痛:由于盆腔炎性疾病和粘连,可有不同程度的下腹坠痛,经期加重。

(4)全身症状:若为活动期,可有结核病的一般症状,如发热、盗汗、乏力、食欲缺乏、体重减轻。轻者全身症状不明显,有时仅有经期发热,但症状重者可有高热等全身症状。

(5)全身及妇科检查:由于病变程度与范围不同而有较大差异,较多患者因不孕行诊断性刮宫、子宫输卵管碘油造影及腹腔镜才发现患有盆腔结核,而无明显体征和其他自觉症状。较严重患者若有腹膜结核,检查时腹部有柔韧感或腹水征,形成包裹性积液时,可触及囊性肿块,边界不清,不活动,表面因有肠管粘连,叩诊空响。子宫一般发育较差,往往因周围有粘连使活动受限。若附件受累。在子宫两侧可触及大小不等及形状不规则的肿块，质硬、表面不平、呈结节或乳头状突起，或可触及钙化结节。

2. 辅助检查

(1)子宫内膜病理检查：是诊断子宫内膜结核最可靠的依据。由于经前子宫内膜较厚，此时阳性率高，故应选择在经前一周或月经来潮6小时内做刮宫术。由于子宫内膜结核多由输卵管蔓延而来，故刮宫时应注意刮取子宫角部内膜，并将刮出物送病理检查，在病理切片上找到典型结核结节，诊断即结核感染。若为强阳性说明目前仍有活动性病灶，但不能说明病灶部位；若为阴性表示未有过结核感染。这些检验检查均非特异性，只能作为诊断的参考。

(2)X线检查：胸部X线检查，必要时行消化道或泌尿道X线检查，以便发现原发病灶。盆腔X线检查可发现孤立钙化点，提示曾有盆腔淋巴结结核病灶。

(3)子宫输卵管造影：宫腔呈不同形态和不同程度狭窄或变形，边缘呈锯齿状；输卵管管腔有多个狭窄部分，呈典型串珠状或显示管腔细小而僵直；在盆腔淋巴结、输卵管、卵巢部位有钙化灶；若碘油进入子宫一侧或两侧静脉丛，应考虑有子宫内膜结核的可能。

(4)腹腔镜检查：能直接观察子宫、输卵管浆膜面有无粟粒结节，并可取腹腔液行结核菌培养，或在病变处做活组织检查。

(5)结核菌检查：取月经血或宫腔刮出物或腹腔液做结核菌检查。

(6)结核菌素试验：结核菌素试验阳性说明体内曾有结核分枝杆菌感染；若为强阳性说明目前仍有活动性病灶，但不能说明病灶部位；若为结核菌素试验阴性，一般情况下表示未有结核分枝杆菌感染。

（三）生活调理

锻炼身体，提高抵抗力，体质下降时，应远离结核病患者。治疗期间应营养饮食，以提高抗病力。急性期者应卧床休息，慢性期者可适当参加体育锻炼。积极防治肺结核、淋巴结核和肠结核。

（四）饮食调养

1. 基本原则

（1）不偏食，饮食宜加强营养。宜多食滋阴清虚热食品。

（2）忌多食甜味食物。忌肥腻油炸辛辣热性食物。

2. 药膳食疗方

（1）银耳 5 克，冰糖 60 克，鸡蛋 1 个，猪油适量。把银耳加温水泡发 30 分钟后，去蒂，挑净杂物，再撕为片，然后加入适量清水，置火上煎煮 2～3 小时，以银耳炖烂为度；将冰糖放入另一锅内加水溶化；鸡蛋倒出蛋清，对入清水少许搅匀。冰糖汁倒入锅内搅匀，煮沸后将蛋清、银耳倒入锅内，加猪油即可。不定时适量服食。

（2）水鸭 1 只，冬虫夏草 10 克，黄酒 15 毫升，姜、葱、胡椒粉、食盐各适量。水鸭宰杀后去毛、内脏，洗净，冬虫夏草洗净放入鸭腹，再将姜、葱一起放入鸭腹，以竹签封好切口，盅内加适量的水及黄酒、胡椒粉、食盐，隔水炖熟即成。喝汤吃鸭肉。

（3）粳米 200 克，乌鸡脂肪 30 克，葱 2 根，五香粉、食盐各适量。将粳米淘洗干净,加适量清水煮粥,待粥将熟时,加入切细的乌鸡脂肪、葱,使其在粥内煮化,熟后加五香粉、食盐调味即可食用。可常服食。

(4)母鸭1只,新鲜百合30克,黄酒、白糖、食盐各适量。将母鸭宰杀后,去毛杂、内脏,洗净,新鲜百合洗净后放入鸭肚,淋上黄酒、白糖、食盐,用白线将鸭身扎牢,旺火隔水炖至鸭肉熟烂。饭前空腹食,每次1小碗,每日2次,隔夜加热。

(五)预防

1. 预防接种 幼年时应接种卡介苗,避免结核病的发生。对青春期少女结核菌素试验阴性者,应行卡介苗接种。

2. 排除生殖器结核 如有经期发热,下腹部疼痛及原发性不孕者,应认真检查,以排除生殖器结核。

3. 预防性用药 诊断性刮宫时有炎症扩散的危险,故在术前3日、术后4日应每日肌内注射链霉素1.0克治疗。

(六)治疗

1. 西医治疗

(1)支持疗法:活动期患者应卧床休息,加强营养,至少休息3个月;慢性患者可从事部分轻工作和学习,但要注意劳逸结合,增强体质。

(2)抗结核治疗:抗结核治疗对女性生殖器结核90%有效,必须坚持早期、联合、足量、规则和全程用药原则。根据病情酌情选用利福平0.45~0.6克,口服;异烟肼0.3克,口服;链霉素0.75~1.0克,肌内注射;乙胺丁醇0.75~1.0

克，口服；吡嗪酰胺1.5～2.0克，口服。每周2次，抗结核药物治疗6～12个月。

(3)手术治疗

①手术指征。正规量药物治疗无效或治疗后复发者；盆腔包块经药物治疗后缩小，但不能完全消退，特别是不能除外恶性肿瘤者；子宫内膜结核经药物治疗持续存在者；较大的包裹性积液、输卵管积脓、卵巢脓肿。

②手术方式。一般以行子宫及双侧附件全切除术为宜。年轻妇女尽量保留卵巢，但保留的卵巢须术中剖视或做冷冻切片；若病变局限于输卵管，又迫切希望生育者，可行单侧输卵管切除术。手术前后需应用抗结核药物治疗，以免手术时感染扩散。

2. 中医治疗

(1)中医辨证论治：本病虚证多，而实证少，即使是火，也是虚火。故治疗当以补虚培元、治痨杀虫为原则，以养阴清热为主随证施治。

①阴虚内热

主症：下腹隐痛，经期加重，五心烦热，或骨蒸劳热，或午后潮热，或经行发热，月经量多，或经期延长，或漏下不止，经色红，甚则经闭不行，或下腹结块，婚久不孕，或颧红面赤，口燥咽干，舌红，苔少，脉细数无力。

治则：养阴清热杀虫。

方药：生鳖甲15克，地骨皮12克，青蒿6克，知母6克，生龟版20克，生地黄20克，玄参15克，当归12克，赤芍15克。

用法：每日1剂，水煎服。

②气血虚弱

主症:下腹隐痛,经后加重,月经后期,或月经量少,或点滴即止,色淡质稀,甚或停经不行,婚久不孕,面色萎黄,头晕乏力,心悸怔忡,饮食不振,大便溏泻,舌淡,苔薄白,脉细弱。

治则:益气养血。

方药:党参 30 克,黄芪 20 克,白术 15 克,茯苓 20 克,远志 9 克,陈皮 6 克,五味子 9 克,当归 12 克,白芍 15 克,熟地黄 15 克,桂心 6 克,炙甘草 3 克。

用法:每日 1 剂,水煎服。

③肾阳虚衰

主症:小腹冷痛,腰膝酸冷,喜温喜按,肢冷畏寒,月经量少,色淡黯,质稀,甚至闭经,食欲缺乏,大便溏薄,小便清长,或夜尿频多,婚久不孕,或小腹结块,舌淡,苔白,脉沉迟。

治则:温补肾阳,散寒通滞。

方药:熟地黄 15 克,鹿角胶 12 克,白芥子 6 克,肉桂 6 克,炙麻黄 6 克,杜仲 20 克,紫河车 10 克,牛膝 15 克,泽兰 12 克。

用法:每日 1 剂,水煎服。

(2)验方:

①西洋参 30 克,米酒 500 毫升。西洋参放在干净的容器中,用米酒密封浸泡 7 日后取用。每次 1 小杯,每日 2 次,空腹服。

②白及、百部各 60 克,党参、黄芩、龙骨、牡蛎各 30 克。研末为蜜丸,每丸重 9 克,每日早晚各服 1 丸,连服 10 日。

③夏枯草 120 克,沙参 60 克,红糖 30 克,熬膏分服,2 日

1剂，连服7日。

④丹参15克，百部12克，桃仁、黄芩各9克。每日1剂，水煎连服10日。

⑤百部、胎盘、川贝母各60克，白及240克，海螵蛸15克。共为细末，每次6克，每日早晚各服1次，连服10日。

⑥夏枯草(全草)1 000克，加水2 500毫升，煎煮浓缩至500毫升，加红糖适量，制成糖浆。每次15毫升，每日3次，口服，连服10日。

⑦白及、侧柏叶各50克，川贝母20克。共为细末，每日早晚各服3克，连服5～7日。

(3)其他疗法

①穴位注射。复方当归注射液或黄芩苷注射液，每次选2穴，进针后待患者有局部酸胀得气感时再缓缓注药，每穴1毫升。隔日1次，10次为1个疗程。适应于阴虚内热者。

②离子透入。适应于盆腔结核非活动期。20%丹参液直流电导入，电极与药垫正极放在下腹部，负极放在骶部，每日1次，15次为1个疗程；黄芩、秦艽各15克，百部、丹参各12克，加水浓煎至120毫升，电极与药垫放在一侧或两侧小腹直流电导入，隔日1次，10次为1个疗程。

第七章 妇科其他疾病防治

一、不孕症

凡婚后未避孕，性生活正常，同居1年以上未怀孕者称不孕症。分为原发性不孕和继发性不孕。婚后一直未怀孕者称原发性不孕，有过妊娠尔后未避孕1年不孕者称继发性不孕。

(一)病因

阻碍受孕的因素可能在女方、男方或男女双方。据调查，不孕属女性因素约占40%；属男性因素占30%～40%．属男女双方因素占10%～20%。

1. 女性不孕因素

(1)排卵障碍：占25%～35%。排卵功能紊乱导致不排卵，主要有以下原因。

①下丘脑-垂体-卵巢轴功能紊乱，包括下丘脑、垂体器质性病变或功能障碍。

②卵巢病变，如先天性卵巢发育不全、多囊卵巢综合征、卵巢功能早衰、功能性卵巢肿瘤、卵巢不敏感综合征等。

③肾上腺及甲状腺功能异常也能影响卵巢功能。

(2)输卵管因素:是不孕症最常见因素。输卵管有运送精子、捡拾卵子及将受精卵运进到宫腔的功能。任何影响输卵管功能的因素,如输卵管发育不全(过度细长扭曲、纤毛运动及管壁蠕动功能丧失等),输卵管炎症(淋菌、结核菌等)引起伞端闭锁或输卵管黏膜破坏时输卵管闭塞,均可导致不孕。此外,阑尾炎或产后、术后所引起的继发感染,也可导致输卵管阻塞造成不孕。

(3)子宫因素:子宫先天畸形、子宫黏膜下肌瘤可造成不孕或孕后流产;子宫内膜炎、内膜结核、内膜息肉、宫腔粘连或子宫内膜分泌反应不良等影响受精卵着床。

(4)宫颈因素:宫颈黏液量和性状与精子能否进入宫腔关系密切。雌激素不足或宫颈管感染时,均会改变黏液性质和量,影响精子活力和进入数量。宫颈息肉、宫颈肌瘤能堵塞宫颈管影响精子穿过,宫颈口狭窄也可造成不孕。

(5)阴道因素:阴道损伤后形成的粘连瘢痕性狭窄,或先天无阴道、阴道横膈、无孔处女膜,均能影响性交并阻碍精子进入。严重阴道炎症时,大量白细胞消耗精液中存在的能量物质,降低精子活力,缩短其存活时间而影响受孕。

2. 男性不育因素 主要是生精障碍与输精障碍。应行外生殖器和精液检查,明确有无异常。

(1)精液异常:如无精子或精子数过少,活力减弱,形态异常。影响精于产生的有以下因素。

①先天发育异常。先天性睾丸发育不全不能产生精子;双侧隐睾导致曲细精管萎缩等妨碍精子产生。

②全身原因。慢性消耗性疾病,如长期营养不良、慢性中毒(吸烟、酗酒)、精神过度紧张,可能影响精子产生。

③局部原因。腮腺炎并发睾丸炎导致睾丸萎缩；睾丸结核破坏睾丸组织；精索静脉曲张有时影响精子质量。

(2)精子运送受阻：附睾及输精管结核可使输精管阻塞，阻碍精子通过；阳痿、早泄不能使精子进入女性阴道。

(3)免疫因素：精子、精浆在体内产生对抗自身精子的抗体可造成男性不育，射出的精子发生自身凝集而不能穿过宫颈黏液。

3. 男女双方因素

(1)性生活不能或不正常。

(2)男女双方盼孕心切造成的精神过度紧张。

(3)近年来对免疫因素的研究认为，有两种免疫情况影响受孕。

①同种免疫。精子、精浆或受精卵，是抗原物质，被阴道及子宫内膜吸收后，通过免疫反应产生抗体物质，使精子与卵子不能结合或受精卵不能着床。

②自身免疫。某些不孕妇女血液中存在多种抗体，可能阻止精子和卵子结合而影响受孕。

(二)诊断要点

1. 临床表现

(1)排卵障碍性不孕：已婚或曾孕育 2 年或 2 年以上，有正常性生活，配偶生殖功能正常，未避孕而未孕。由于造成排卵障碍的原因相当复杂，其临床表现不一，常伴有月经紊乱、闭经等。体格检查应注意全身发育、营养状态、第二性征发育情况，挤压乳房有无泌乳，甲状腺有无肿大，注意有无因脑垂体、肾上腺、甲状腺等内分泌失调所致异常。

(2)输卵管性不孕:应详细询问不孕患者有无急性盆腔炎史或阑尾炎史、流产后及分娩后情况、有无婚外性生活、有无结核史或经常接触的人中有无罹患结核者。应注意不少患结核性输卵管炎者因不孕就诊时无任何症状。外阴检查注意前庭大腺有无增大,外阴有无赘生物,尿道口及尿道旁腺有无炎症表现,宫颈口是否有脓性分泌物。双合诊除检查子宫外,更要注意双侧附件有无包块、压痛。结核性内生殖器官病变严重者可酿成冰冻骨盆。

(3)子宫性不孕

①子宫畸形

★原发闭经或月经不调,如月经稀发或过少、痛经、功能失调性子宫出血等。

★原发或继发不孕。

★生殖道畸形,如外阴、阴道、宫颈和子宫畸形等。

★卵巢功能低下,如无排卵、月经失调、功能失调性子宫出血和痛经等。

★性交困难或性功能障碍,如性交痛、阴道痉挛、性冷漠等。

★盆腔包块史,见于双子宫、残角子宫等。

★病理妊娠史,如复发性自然流产、早产、胎位异常、胎盘位置异常或死胎等。

★泌尿系统畸形,如多囊肾、马蹄肾、游走肾等。

②感染因素引起的子宫性不孕。急性子宫内膜炎起病较急,多有明显诱因,如经期不卫生、经期不洁性交、宫腔操作、阑尾炎和全身感染等。表现为寒战,发热(体温 38℃～40℃),全身无力,下腹剧痛、下坠,腰酸,大量血性、脓性或水

样白带,并有恶臭。患者下腹压痛,宫颈举痛,宫体柔软胀大,压痛明显。由于宫腔有良好的引流条件及周期性内膜剥脱,使炎症极少有机会长期存在于内膜,但如急性期治疗不彻底,或经常存在感染源,则可导致慢性子宫内膜炎。临床上最常见的不孕因素是慢性结核性内膜炎和子宫内膜息肉,可表现为原发或继发性不孕,月经失调,白带增多,下腹坠痛。轻者双合诊可无异常发现,若有宫腔积脓,则子宫呈球状增大,柔软压痛,可见血性脓液自颈管排出,常并存急性阴道炎。

③宫腔粘连引起的子宫性不孕。宫腔粘连是引起子宫性不孕的重要因素。依粘连部位和范围而异,表现为原发或继发性不孕、闭经、月经稀少、痛经、月经过多(也有月经正常者)、复发性自然流产、早产、胎盘早剥及前置胎盘等。合并颈管粘连者可引起经血潴留,宫腔积血、积液或积脓。

④子宫肌瘤引起的子宫性不孕。子宫肌瘤是最常见的妇科良性肿瘤,其合并不孕的几率达 27%。但作为不孕的唯一因素,仅占 2%左右,子宫肌瘤多发于孕龄女性,故其在不孕症治疗中仍值得注意。有月经失调(包括月经过多、经期延长、月经频发等,多见于黏膜下或肌壁间肌瘤),下腹痛(坠痛、腰背痛、急腹症)、压迫症状(尿频、便秘等),不孕及自然流产、盆腔包块、继发性贫血,以及较为罕见的红细胞增多症和低血糖症。

⑤子宫内异物引起的子宫性不孕。有相应的宫腔操作史或病理性妊娠史,如流产、胎盘粘连、植入史等;原发或继发性不孕;月经失调,如月经过多、经期延长、经间期出血、痛经等;下腹坠痛,白带增多有慢性生殖器官炎症病史,或经期

性交史。

(4)免疫性不孕:多有慢性生殖器官炎症病史,或经期性生活史。婚后性生活正常,未采取任何避孕措施,持续 2 年以上未受孕;或曾孕育过,未避孕 2 年以上未再孕。月经正常或月经后期,或有经期延长,或平素有下腹疼痛,带下量较多。

妇科检查可无明显异常。有生殖器官炎症时可表现为:外阴阴道分泌物较多,宫颈光滑或糜烂,子宫大小正常,质中,活动欠佳,有压痛,附件增厚增粗,或有压痛。

2. 辅助检查

(1)男方检查:注意全身情况,有无结核、腮腺炎,了解性生活是否正常。检查生殖器官有无畸形和病变。特别要做精液检查。

(2)女方检查:详细了解月经和性生活情况,询问与婚育有关的病史。注意全身检查,以发现有否慢性消耗性疾病及内分泌、遗传性疾病。妇科检查除外生殖器官的各种疾病,检查阴道分泌物是否正常。如男方检查正常,女方上述各项检查未发现异常情况,需再做如下检查。

①卵巢功能测定。基础体温测定,宫颈黏液涂片检查,阴道细胞学检查,诊断性刮宫与子宫内膜活检,内分泌激素测定,B 超监测卵泡发育。

②输卵管通畅试验。常用输卵管通液、通气及子宫输卵管碘油造影。

③性交后试验。上述检查均正常时,可行此试验。选在排卵期,性交后 2~8 小时进行检查,先取后穹隆液,检查有无活动精子;然后取宫颈黏液在高倍镜下检查,若每高倍镜

视野内有 20 个活动精子为正常。

④宫颈黏液、精液相合试验。该试验选在预测排卵期进行，取一滴宫颈黏液和一滴液化的精液放于玻片上，两者相距 2～3 毫米，轻晃玻片使两滴液体相互接近，在光镜下观察精子的穿透能力。若精子能穿过黏液继续向前运行，提示精子活动力和宫颈黏液形状正常，表明宫颈黏液无抗精子抗体。

⑤腹腔镜检查。可明确不孕原因，如子宫内膜异位、盆腔粘连、输卵管病变、盆腔结核、输卵管肿瘤、子宫肌瘤、子宫畸形等。

⑥宫腔镜检查。能发现宫腔粘连、纵隔、黏膜下肌瘤，内膜息肉、内膜钙化等。

⑦其他检查。免疫学及染色体检查。

(三)饮食调养

1. 基本原则

(1)宜食富含蛋白质、胆固醇和维生素 A、维生素 E、维生素 B_1、维生素 B_6 及微量元素的食物。

(2)禁忌生冷食物、忌烟酒。

2. 药膳食疗方

(1)海带 30 克，薏苡仁 50 克，鸡蛋 2 个，食盐、胡椒粉各适量。将海带洗净，切成丝，薏苡仁洗净，同放入高压锅中将其煮烂，将鸡蛋炒熟后立即将煮的海带、薏苡仁放入锅中，加食盐、胡椒粉调味即可。每日 2 次食用。用于利湿化痰，补益调经。

(2)人参 25 克，当归 20 克，猪肾 2 个，姜、葱、食盐各适量。将人参、当归洗净，切成片，猪肾洗净，切成小块，共放入锅中，加姜、葱、食盐和适量水，大火煮沸后改用文火煮 1 小时。分 2 日食用，每日 1 次。用于补肾养血，生精助孕。

(四)治疗

1. 西医治疗

(1)对症治疗：治疗引起各种不孕的疾病，改善全身状况；对夫妻双方进行性生活指导；有器质性病变者，如子宫畸形、子宫肌瘤、子宫内膜异位、阴道畸形、生殖道炎症要进行相应的治疗。

(2)促排卵治疗

①克罗米酚每次 50～150 毫克，每日 1 次，连用 5 日，于月经第五日开始服用。

②溴隐亭每次 1.25 毫克，每晚 1 次，口服；1 周后无不适，改用每次 1.25 毫克，每日 2 次，口服。适用于无排卵伴有高泌乳血症。

(3)甲状腺功能低下治疗：可给甲状腺素，口服。

(4)黄体功能不良治疗：可用绒毛膜促性腺激素 1 000～2 000 单位，于排卵期体温升高 1～2 日后，肌内注射，每日或隔日 1 次；或用黄体酮 20 毫克，肌内注射，每日 1 次，连用 7～10 日。

(5)免疫性不孕治疗：可用局部隔离法，性交时用避孕套使精子不能射入阴道，停止其与抗原接触而使体内抗体逐渐下降，一般半年后抗体可自然消失，停止使用避孕套后可自然受孕。同时，可使用激素类药物。

(6)手术治疗

①输卵管性梗阻或粘连引起不孕，可行输卵管粘连松解

术和输卵管吻合术等。

②输卵管通而不畅者行通液、理疗及中药治疗。输卵管通液一般用地塞米松5毫克,庆大霉素4万~8万单位,糜蛋白酶10毫克,生理盐水20毫升。在月经干净2~3日通液,隔日1次,可通2~3次。

③宫腔粘连行分离术,纵隔子宫在宫腔镜下行纵隔切开术。

(7)辅助生育技术,包括人工授精、体外受精与胚胎移植。

2. 中医治疗

(1)中医辨证施治

①肾虚

主症:月经后期,量少,色淡,面色晦暗,腰酸膝软,性欲淡漠,经期小腹冷痛,畏寒喜暖,舌淡,苔薄白,脉沉细。

治则:补肾气调冲任。

方药:育孕汤加减。淫羊藿、巴戟天、山茱萸、当归各9克,党参、益母草各15克,紫石英30克,紫河车2.5克,鹿角胶(炖烊、另冲)9克。

用法:每日1剂,水煎服。

加减:阴虚内热,症见月经先期,血色鲜红,手足心热,潮热盗汗,舌红少苔,脉细数者,加地骨皮15克,黄精、女贞子各30克,龟版胶(炖烊另冲)9克;或用六味地黄丸。

②肝郁

主症:月经先后无定期,经前乳胀,胸胁、少腹胀痛,精神抑郁,烦躁易怒,舌黯红,隐青,脉弦细或沉弦。

治则:疏肝理气,活血调经。

方药:开郁种玉汤加减。当归、白术各15克,白芍30克,茯苓、牡丹皮、香附各9克,天花粉6克,柴胡、郁金各9克。

用法:每日1剂,水煎服。

加减:输卵管阻塞者,加穿山甲、鹿角片、路路通、桂枝各9克,细辛3克;小腹冷者,加紫石英、鹿角霜各30克;肝郁气滞兼有血瘀者,症见小腹胀痛拒按,月经错后有瘀块,或腹内有结块者,加土鳖虫、水蛭各6克;或用少腹逐瘀汤加减(见痛经)。

③痰湿

主症:形体肥胖,带下量多,经行后期,量少甚至闭经,头晕乏力,纳呆口淡,面色苍白,舌淡胖,有齿印,苔白腻,脉沉滑。

治则:燥湿化痰,佐以化瘀。

方药:苍附导痰汤加减。苍术、香附、茯苓、姜半夏、胆南星、红花、橘红、淫羊藿各9克,益母草30克,甘草4克。

用法:每日1剂,水煎服。

加减:经闭者,加茺蔚子15克;腹冷畏寒者,加紫石英、鹿角霜各30克;心悸头眩者,加石菖蒲、远志各15克;内分泌不足者,加巴戟天、枸杞子各15克;多囊卵巢者,加王不留行30克,皂角刺9克。

(2)验方

①当归、川芎各10克,金银花20克,延胡索15克,香附10克,木香12克,川楝子10克,川续断15克,菟丝子20克,泽泻5克,枳壳、陈皮各10克,甘草5克。每日1剂,水煎服。用于补肾助阳,疏肝理气,通经助孕。

②当归12克，熟地黄15克，淫羊藿、桑寄生各12克，白芍15克，桑葚12克，阳起石15克，蛇床子5克。每日1剂，水煎服。用于调补冲任，补肝肾。

(3)其他疗法

①慢性盆腔炎者，可用物理治疗法，如频谱、超声等治疗。

②用针灸疗法调节内分泌和促排卵治疗。

二、子宫脱垂

子宫脱垂是子宫从正常位置沿阴道下降，宫颈外口达坐骨棘水平以下，甚至子宫全部脱出阴道口以下。

(一)病因

1. 分娩损伤 为子宫脱垂最主要的病因。在分娩过程中，特别是经阴道手术助产或第二产程延长者，盆底肌、筋膜及子宫韧带均过度伸展，张力降低，甚至出现撕裂。当上述各组织在产后尚未恢复正常时，若产妇过早参加体力劳动，特别是重体力劳动，此时过高的腹压可将子宫轴与阴道轴仍相一致的未复旧后倾子宫推向阴道以致发生脱垂。子宫脱垂常合并阴道前壁脱垂。多次分娩也是子宫脱垂的病因。

2. 长时间腹压增加 长期慢性咳嗽、直肠狭窄所致排便困难、经常超重负荷(肩挑、举重、蹲位、长期站立)、盆腔内巨大肿瘤或大量腹水等，均使腹内压力增加，并直接作用于子宫，迫使其向下移位，尤其发生在产褥期时。

3. 盆底组织发育不良或退行性变 子宫脱垂偶见于未产妇，甚至处女，其主要原因为先天性盆底组织发育不良导致子宫脱垂，其他脏器如胃也下垂。老年妇女盆底组织萎缩退化，也可发生子宫脱垂或使脱垂程度加重。

(二)诊断要点

1. 临床表现

(1)外阴有肿物脱出：轻者仅在劳动时感到有肿物自阴道掉出，卧床休息后多能自动回缩；重者肿物不但容易脱出，而且体积逐渐增大，休息后也不能回缩，需用手还纳才能复位，甚至不能复位。查体可在阴道口处触到脱垂的子宫。

(2)下坠感或腰背酸痛：多是子宫脱垂牵拉韧带、腹膜及盆腔充血所产生的症状，每逢下蹲或站立过久，走路与劳动时加重。

(3)大小便异常：因子宫脱垂常合并阴道前壁膨出，患者可有排尿困难、尿潴留，也常继发泌尿系感染。当合并有直肠膨出时，可发生便秘、排便困难。

(4)白带增多：脱出的子宫颈和阴道由于局部血液循环障碍而充血、水肿，上皮角化、增生，分泌物增多。当发生糜烂、破溃和感染时，可有脓性分泌物和出血。

2. 子宫脱垂分度 我国根据1981年5月在青岛召开的部分省、市、自治区两病防治协作组第二次扩大会议的意见，以患者平卧用力屏气时子宫下降的程度，将子宫脱垂分为3度。

Ⅰ度：轻型为宫颈外口距离处女膜缘＜4厘米，但未达处女膜缘；重型为宫颈已达处女膜缘，但未超出该缘，检查时在阴道口见到宫颈。

Ⅱ度：轻型为宫颈已脱出阴道口，但宫体仍在阴道内；重型为宫颈及部分宫体已脱出阴道口。

Ⅲ度：宫颈及宫体全部脱出至阴道口外。

(四)生活调理

避免长时间蹲位姿势工作，积极治疗慢性呼吸道疾病所致的咳嗽，避免长期便秘。经常做提肛运动。

(五)饮食调养

1. 基本原则

(1)宜食高蛋白食物，如鸡蛋、猪瘦肉、猪肝、鲤鱼、海参、豆制品等。

(2)宜进富含维生素、纤维素食物，如西红柿、豆芽、卷心菜、油菜、柑子、橘子、荔枝、桂圆、大枣、莲子、薏苡仁等。

(3)禁忌寒性食物，如蚌肉、田螺、冬瓜、黄瓜、苦瓜、白菜、菠菜、西瓜、杏、山楂等。

2. 药膳食疗方

(1)净鸡1只，升麻20克，黄芪20克，食盐适量。将鸡去内脏，洗干净，升麻和黄芪放入鸡腹内，加水约500毫升及食盐，大火炖煮至鸡肉熟烂。分3日食用。用于益气补肾。

(2)枳壳50克，升麻15克，黄芪、红糖各100克。将上药加水约1 000毫升煎熬，取药汁500毫升，再加红糖调匀即可。每次服20毫升，每日3次。用于升举阳气。

(五)治疗

1. 子宫托治疗 适用于Ⅰ度重型、Ⅱ度轻型子宫脱垂者。方法简便、安全、疗效可靠。子宫托放入阴道内，可以支持盆底组织，阻止子宫脱出；患者还能参加劳动，而且又无不适感觉，取放简单。

(1)适应证：Ⅰ度、Ⅱ度脱垂无其他禁忌证者，均可使用；经非手术疗法后，为巩固疗效，配合使用；经其他非手术疗法无效或复发者；体质衰弱或因病不适宜手术治疗者。

(2)禁忌证：阴道口宽敞、阴道或穹隆过于短浅、肛提肌力弱等难以支持子宫托；会阴Ⅲ度裂伤、重度膀胱膨出或直肠膨出，以及有膀胱或直肠瘘者；生殖器有炎症、肿瘤者。

(3)子宫托种类及用法

①环状子宫托。上托时洗净双手，平卧，两腿屈曲分开，将大、小阴唇分开，一手将托由阴道口斜着放入阴道内侧并逐渐放平，将托环的后端用食指推入后穹隆，前端向内上推送，卡在耻骨弓内侧 1～2 厘米处，再用食指在阴道内检查托的大小是否合适，子宫颈是否卡在子宫托的当中。尔后屏住呼吸站起及蹲下，若托环不脱下且无不适感，即可使用。

②喇叭花形子宫托。上托时洗手，平卧，屈腿分开，一手持托柄，将其弯曲面向上，然后将托盘后边沿阴道后壁推入阴道，越深越好，直到托盘达到宫颈为止。托盘吸住宫颈，托好后，屏气使子宫下降，同时用手指推住托柄，或将托放入后，缩肛数次亦可；或取侧坐姿势，将一脚搁在凳上，以同法将托放入；还可取蹲位姿势，以同法放托。

取托姿势与放托相同，取托时不要用力过猛，可用拇、食、中指捏住托柄，将托上、下、左、右轻轻摇动，感到托盘不再吸住宫颈时即拉出；或先将托柄向下、向后拉，再向上、向前拉出。

(4)子宫托号码选择:从小号试起,以放入后屏气不脱落也无不适感为准。

(5)注意事项

①使用前要详细检查全身和局部情况,选择质地纯、大小形状适合的子宫托。

②放托前排净大小便,检查托的边缘是否光滑,涂些润滑剂。

③放托后,注意托与阴道壁之间应可通过指尖,以免过紧,引起压迫症状和局部反应。

④使用期间保持阴道清洁,经常坐浴,每晚将托取下清洗一次,次日白天将托放入阴道内。

⑤月经期和怀孕 3 个月后停止使用。

⑥塑料子宫托可用 1∶5 000 升汞水、1∶8 000 高锰酸钾溶液浸泡 10 分钟消毒,切勿煮烫,以防变形。

(5)盆底肌肉运动锻炼:在治疗期间可教会患者自己练习盆底肌肉运动锻炼。方法:患者坐于凳上,两小腿交叉,两手不扶东西站起,随后坐下。如此反复动作多次,可使盆底肌肉紧张度增加。

2. 手术治疗 适用于Ⅱ度、Ⅲ度子宫脱垂及非手术治疗无效者。

(1)阴道前后壁修补术:适用于Ⅰ度子宫脱垂伴有明显阴道前、后壁膨出者。

(2)阴道前后壁修补加切除部分宫颈及缩短主韧带术:适用于阴道前后壁膨出及宫颈较长者。

(3)经阴道子宫全切除加阴道前后壁修补术:适用于Ⅱ度、Ⅲ度子宫脱垂并发阴道壁膨出者。

(4)阴道纵隔成形术:本手术部分封闭阴道,术后失去性交功能。适用于年老体弱或因其他疾病不能耐受复杂手术者。术前应排除子宫恶性肿瘤可疑。术后应注意外阴清洁,避免伤口感染。避免便秘、长期站立、下蹲增加腹压,以免影响伤口愈合。

3. 中医治疗

(1)中医辨证施治:本病中医称为“阴挺”、“阴痔”,多为素体不强,产后体虚,胞络松弛,气虚下陷,不能收摄所致,治疗当以补气升提为主。方药为补中益气汤加减。党参、白术、黄芪、当归各12克,炒枳壳10克,柴胡、升麻各6克,炙甘草3克。每日1剂,水煎服。若脱垂部分肿痛,白带多,小便赤涩、热痛,加炒黄柏10克,龙胆草6克。同时,配合服用补中益气丸,每次服6克,每日2次。

(2)验方

①黄芪、玉竹、山药各24克,茯神、白术、巴戟天、杜仲、桑寄生各12克,当归、陈皮各9克,五味子、升麻各6克。每日1剂,水煎服。

②炙黄芪、党参、生枳壳各30克,山茱萸、白术、陈皮各10克,茯苓、当归各12克,菟丝子、益母草各15克,五味子、升麻、炙甘草各6克,大枣5枚。每日1剂,水煎服。

③乌梅60克,五倍子、石榴皮各10克。水煎后趁热熏洗,每日2~3次。

④升麻、当归、枳壳、蛇床子、乳没、赤芍、赤小豆各24克,五倍子10克。水煎熏洗。

⑤黄芪、益母草、枳壳各10克,升麻6克。水煎熏洗。

⑥生枳壳60克,防风、艾叶、五倍子各30克,朴硝、当

归、川芎、桑枝、地榆、苍术、白矾各 15 克，升麻、甘草各 10 克。水煎后，过滤去渣，趁热熏洗。

(3)阴道塞药

①雄黄、铜绿、五味子各 15 克，煅白矾 300 克，桃仁(去皮)50 克，蜂蜜 180 克。先将雄黄、铜绿、五味子、煅白矾、桃仁研成粉末(留 5%雄黄为衣)；蜂蜜在火上熬至滴入水中成珠，再将上药倒入混合，置皿中捣匀，再搓成丸，每丸重 20 克，外包雄黄衣。3～4 日塞药 1 粒，4 粒为 1 个疗程，共用 3 个疗程。每 1 个疗程完毕后停药 3～5 日，待阴道黏膜肿胀消退，再用第二个疗程。如发生溃疡，立即停药。不良反应有阴道黏膜肿胀和分泌物增多，局部有烧灼感和疼痛感，下腹坠胀、腰酸、头晕。也可出现胃肠道症状，如腹泻、腹痛等。肠胃道疾病、子宫颈糜烂、阴道溃疡等禁用。

②蓖麻子 500 克。将蓖麻子仁洗净，捣成半碎状，炒成黄色(避免出油过多)；再做成圆柱形，每个重 40 克，再用消毒纱布包好；先将外阴和子宫脱垂部分洗净，送入阴道内，将蓖麻仁柱放入阴道，垫上消毒纸垫。每日 1 次，5～7 日为 1 个疗程。

(4)针灸：三阴交、关元、气海、足三里等穴。身体虚弱者，加灸百会穴。

三、阴道前、后壁膨出

阴道前后壁膨出，是指由于分娩过程中损伤或绝经后盆底肌肉组织松弛，引起直肠及阴道前、后壁(包括尿道及膀胱)向阴道口外突出的疾病。

(一)病因

1. 阴道前壁膨出 膀胱底部和尿道紧贴阴道前壁。阴道前壁主要由耻骨膀胱宫颈筋膜及泌尿生殖膈深筋膜支持,前者起自耻骨联合后方及耻骨弓,沿膀胱底部向前外方伸展,附着于宫颈前方。阴道筋膜向上与围绕宫颈筋膜连接且与主韧带相会合。宫颈两侧的膀胱宫颈韧带对维持膀胱的正常位置也起重要作用。当分娩时,上述筋膜、韧带过度伸展或撕裂,产褥期又过早参加体力劳动,致使阴道支持组织不能恢复正常,膀胱及与其紧邻的阴道前壁上 2/3 段即可向下膨出,形成膀胱膨出。当支持尿道的耻骨膀胱宫颈筋膜前段受损,尿道及与其紧邻的阴道前壁下 1/3 段,以尿道外口为固定点,向后旋转和下降,形成尿道膨出。

2. 阴道后壁膨出 阴道分娩的产妇当第二产程延长时,直肠阴道间筋膜及耻骨尾骨肌纤维长时间受压而过度伸展或撕裂,导致直肠前壁似盲袋凸向阴道后壁,成为伴直肠膨出的阴道后壁脱垂。阴道后壁脱垂较阴道前壁脱垂少见。长期便秘、排便时用力向下屏气,以及年迈体弱可加剧其膨出程度。若损伤发生在较高处的耻骨尾骨肌纤维,可引起直肠子宫陷凹疝,疝囊内往往有肠管,故又称肠膨出。

(二)诊断要点

1. 临床表现

(1)阴道前壁膨出:轻者无明显症状;重者自觉下坠、腰酸,并有块状物自阴道脱出,实为膨出的阴道前壁。长久站立、剧烈活动后或加腹压时块状物增大，下坠感更明显。若仅有阴道前壁合并膀胱膨出时，尿道膀胱后角变锐，常导致排尿困难而有尿潴留，甚至继发尿路感染；若膀胱膨出合并尿道膨出、阴道前壁完全膨出时，尿道膀胱后角消失，在咳嗽、用力屏气等增加腹压时有尿液溢出，称张力性尿失禁。阴道前壁膨出分三度：膨出的阴道前壁向下突出，但仍位于阴道内称Ⅰ度膨出；部分阴道前壁脱出于阴道口外称Ⅱ度膨出；阴道前壁完全膨出于阴道口外称Ⅲ度膨出。

若支持尿道的耻骨膀胱宫颈筋膜前段受损后，因尿道及与其紧邻的阴道前壁下1/3段是以尿道外口为固定点，故在向后旋转和下蹲时，即可导致尿道膨出；阴道前壁Ⅲ度膨出均合并有尿道膨出。

(2)阴道后壁膨出：轻者多无不适；重者自觉阴道下坠、腰痛及排便困难，有时需用手指推压膨出的阴道后壁方能排出粪便。

2. 辅助检查　阴道前壁膨出往往合并尿道感染、尿检镜下可见大量白细胞；阴道前壁膨出原因不明者，可行B超检查，以明确诊断。

(三)生活调理

根据妇女生理特点，体质、年龄、工种等具体情况，合理安排和使用妇女劳动力。注意保持大便通畅，积极治疗支气管炎、腹泻等增加腹压的疾病。

(四)饮食调养

1. 基本原则　宜多食新鲜水果、蔬菜、果仁等，保持大便通畅。

2. 药膳食疗方

(1)猪肾 250 克,杜仲 15 克,黄酒 25 毫升,黄豆粉 15 克,白糖 5 克,醋 5 毫升,酱油 5 毫升,植物油、食盐、姜、葱各适量。猪肾切成腰花,杜仲加清水 300 毫升,姜切片,葱切节;用一半杜仲汁加入黄酒、豆粉、食盐调拌腰花;白糖、醋、酱油、黄豆粉对成芡汁。将锅置武火上,加植物油烧热,将上料倒入锅内,至八成熟时放入花椒,投入腰花、葱、姜、蒜、快速炒散,即沿锅倒入芡汁,翻炒均匀,起锅即成。佐餐食用,每日 1 次。

(2)羊肾 30 克,羊肉 60 克,枸杞叶 250 克,葱白 2 根、大米 150 克,食盐适量。羊肾洗净,去内膜后切细;羊肉洗净,切碎;大米淘洗干净。枸杞叶煎汁去渣,同羊肾、羊肉、葱白、大米一起放入锅煮粥,粥成后加食盐稍煮即成。每日 1 次,宜常服。

(五)预防

正确处理产程,凡头盆不称者应及早行剖宫产术。宫口未开全时产妇不得用力向下屏气。当宫口已开全应及时行会阴后-斜切开,必要时手术助产避免出现第二产程延长。发生会阴撕裂应立即修复。产后避免过早参加重体力劳动,产后保健操有助于骨盆底肌肉及筋膜张力的恢复,加强体育锻炼。

(六)治疗

1. 西医治疗　无症状的轻度患者不需治疗;有自觉症

状但因其他慢性疾病不宜手术者，可置子宫托缓解症状，需日间放置、夜间取出，以免因异物长期压迫引起尿瘘、粪瘘；自觉症状明显的重度患者应行阴道前后壁及会阴修补术，手术效果满意。

2. 中医治疗

(1)中医辨证施治：本病中医学属于“阴挺”、“子肠不收”等范畴，多与气虚下陷有关。中医治疗本病主要根据临床症候特点，分别予以补虚、举陷、固脱，或补中气，或补肾气，佐以升提。合并湿热者，宜先清热利湿，热清湿去仍以补气扶正为主。除中药全身治疗外，还要重视局部熏洗、护理及卫生保健。

①气虚

主症：阴道壁松弛膨出，劳则加重，小腹下坠，身倦懒言，面色不华，四肢乏力，小便频数，带下量多，质稀色淡，舌淡苔薄，脉缓弱。

治则：补中益气，升阳举陷。

方药：人参 25 克，黄芪 20 克，甘草 6 克，白术 10 克，升麻 6 克，柴胡 6 克，当归 10 克，陈皮 6 克，金樱子 10 克，杜仲 15 克，续断 15 克。

用法：每日 1 剂，水煎服。

加减：带下量多清稀者，加茯苓 20 克，车前子 15 克，莲子 20 克；小便频数者，加益智仁 15 克，乌药 10 克，桑螵蛸 20 克；腰痛者，加菟丝子 20 克，桑寄生 15 克；小腹胀痛者，加香附 15 克、茴香 6 克；阴中痛者，加白芍 15 克，郁金 15 克，川楝子 10 克。

②肾虚

主症：阴道壁膨出，日久不愈，头晕耳鸣，腰膝酸软冷痛，小腹下坠，小便频数，入夜尤甚，带下清稀，舌淡红，脉沉弱。

治则：补肾固脱，益气升提。

方药：熟地黄 20 克，当归 10 克，山茱萸 10 克，枸杞子 15 克，杜仲 10 克，人参 5 克，山药 15 克，黄芪 20 克，甘草 6 克。

用法：每日 1 剂，水煎服。

加减：腰腹冷痛者，加茴香 6 克，补骨脂 15 克，肉桂 3 克；日久气陷者，加升麻 15 克，芡实 15 克，金樱子 15 克；带下量多者，加白芷 15 克，牡蛎 30 克；小便频数者，加益智仁 15 克，桑螵蛸 20 克；便溏者，加炒白术 15 克，葛根 15 克。

(2)验方

①炒枳壳 60 克，升麻 15 克，黄芪 130 克，红糖 100 克。炒枳壳、升麻、黄芪加水 800 毫升，水煎去渣取汁 500 毫升，加红糖调匀即可。每次服 20 毫升，每日 3 次，宜常服。

②炙黄芪、党参各 30 克，粳米 100 克，白糖适量。将炙黄芪、党参切片，用冷水浸泡半小时，入锅煮沸，后用小火煎成浓汁，取汁后加浸泡液合并，再分 2 份，每日早晚与粳米加水适量煮粥。粥成后，加入白糖稍煮即成。每日 2 次，宜常服。

③芡实、核桃肉、大枣肉各 20 克，白糖适量。煮粥，加白糖调味服食。每日 1 次，可常服。

④猪大肠 250 克，巴戟天 50 克，葱、姜各适量。将猪大肠翻洗干净，再翻还原。巴戟洗净，装入大肠，置锅中，加入葱、姜、水适量，将锅置武火上烧至大肠熟烂即成。食用时，

加食盐调味，隔日 1 次，可常食。

(3)针灸疗法：维胞穴，进针后大幅度捻转，患者即有子宫收缩感；子宫穴，以患者感到阴部发酸上抽感为止；三阴交，配长强、百合、阴陵泉。每周针灸 2～3 次，2～3 周为 1 个疗程。

(4)熏洗疗法：枳实 50 克，黄芪 25 克，益母草 25 克，升麻 10 克，水煎后分早晚熏洗或浸洗外阴；亦可内服。适用于气虚型。

四、子宫内膜异位症

子宫内膜生长在子宫腔以外的部位而引起的病变称子宫内膜异位症。异位的子宫内膜波及的部位较广，可侵入包绕盆腔的腹膜悬吊子宫的韧带、膀胱、直肠，以及大网膜、阑尾、小肠、腹壁切口，远至肝脏、胆囊、肾脏、肺脏、胸腔、四肢肌肉及骨骼等脏器。另有发生在前庭大腺内的异位病灶，有时输卵管壁亦可被累及。

(一)病因

1. 子宫内膜种植学说 1921 年，Sampson 首先提出经期时子宫内膜腺上皮和间质细胞可随经血逆流，经输卵管进人腹腔，种植于卵巢和邻近的盆腔腹膜，并在该处继续生长和蔓延，以致形成盆腔子宫内膜异位症。多数临床和实验资料均支持这一学说。

(1)70%～90%妇女有经血逆流，在经血或早卵泡期的腹腔液中，均可见存活的内膜细胞。

(2)先天性阴道闭锁或宫颈狭窄等经血潴留患者常并发子宫内膜异位症，说明经血逆流可导致内膜种植。

(3)医源性内膜种植，临床上剖宫取胎术后继发腹壁切口子宫内膜异位症或分娩后会阴切口出现子宫内膜异位症，无疑都是手术时子宫内膜带至切口直接种植所致。

(4)猕猴实验亦证实其经血直接流入腹腔可在盆腔内形成典型的子宫内膜异位症。

故目前内膜种植学说已为人们所公认，但无法解释盆腔外的子宫内膜异位症。

2. 淋巴及静脉播散学说 不少学者通过光镜检查在盆腔淋巴管、淋巴结和盆腔静脉中发现有子宫内膜组织，提出子宫内膜可通过淋巴及静脉向远处播散。并认为远离盆腔部位的器官，如肺、手或大腿的皮肤和肌肉发生的子宫内膜异位症可能是通过淋巴或静脉播散的结果。该学说无法说明子宫内膜如何通过静脉和淋巴系统，而盆腔外内异症的发病率又极低。

3. 体腔上皮化生学说 卵巢表面上皮、盆腔腹膜都是由胚胎期具有高度化生潜能的体腔上皮分化而来。Meyer从而提出上述由体腔上皮分化而来的组织，在反复受到经血、慢性炎症或持续卵巢激素刺激后，均可被激活而衍化为子宫内膜样组织，以致形成子宫内膜异位症。但迄今为止，此学说尚无充分的临床或实验依据。

4. 诱导学说 未分化的腹膜组织在内源性生物化学因素诱导下可发展成为子宫内膜组织，此学说是体腔上皮化生学说的延伸，在动物实验中已证实，而在人类尚无证据。

5. 遗传学说 本病具有家族聚集性，患者一级亲属的发病风险是无家族史者的7倍，单卵双胎孪生姐妹发病率高达75％。

6. 免疫学说 越来越多的证据表明，免疫调节异常在内异症的发生、发展各环节起重要作用，表现为免疫监视、免疫杀伤功能细胞如自然杀伤细胞等细胞毒作用减弱而不能有效清除异位内膜，免疫活性细胞释放白介素、表皮生长因子等细胞因子促进异位内膜存活、增殖并导致局部纤维增生、粘连，细胞黏附因子异常表达，协同参与异位内膜的移植、定位和黏附等。

7. 其他因素 有研究认为，血管生成参与了子宫内膜异位症的发生机制，患者腹腔液中血管内表皮生长因子增多，使盆腔微血管生长增加，导致异位内膜得以成功地种植生长。另外，异位内膜有芳香化酶和细胞色素蛋白的高表达，而Ⅱ型17-β羟类固醇脱氢酶表达下降，表明异位内膜除自分泌雌激素外，还可削弱对17-β雌二醇的灭活作用，促进自身增殖。近年来研究发现异位内膜的自身凋亡总是低于在位内膜，且重症者较Ⅰ至Ⅱ期者凋亡减少，提示子宫内膜对凋亡的敏感性与疾病进程有关。

(二)诊断要点

1. 临床表现 痛经是子宫内膜异位症的典型症状，以继发性，渐进性痛经为特点。少数患者可出现月经增多，经期延长或月经紊乱。内膜异位患者不孕率达60％以上，可能与盆腔结构的改变、卵巢激素的变化、自身免疫反应有关，较正常妇女不孕率高3倍多。子宫内膜异位症如侵犯肠道，患者可有里急后重，排便困难，或周期性便血；如累及膀胱，输尿管或肾脏，则可产生尿急、排尿困难，以及周期性血尿等症状。子宫内膜异位症的患者大多为子宫后屈固定。由于病灶存在于子宫直肠陷凹内，同房时触动子宫颈可引起性交痛。有时病灶可累及输卵管壁，常被误诊为阑尾炎、宫外孕等。腹壁手术切口瘢痕或会阴侧切瘢痕处有子宫内膜异位症者，经期可出现增大的肿胀包块，有自发痛和触痛，偶尔可呈现为紫蓝色。

2. 辅助检查

(1)B型超声检查：可确定卵巢子宫内膜异位囊肿的位置、大小和形状，偶能发现盆腔检查时未能扪及的包块。B超显示卵巢内膜异位囊肿壁较厚，且粗糙不平，与周围脏器特别是与子宫粘连较紧。囊肿内容物呈囊性、混合性或实性，但以囊性最多见。由于囊肿的回声图像并无特异性，故不能单纯根据B超图像确诊。

(2)血清CA125值测定：血清CA125浓度可能增高，重症高于Ⅰ、Ⅱ期患者，但其变化范围很大，临床上作用于重度内异症和疑有深部异位病灶者。在诊断早期内异症时，腹腔液CA125值较血清值更有意义。血清CA125水平用于检测异位内膜病变活动情况，即检测疗效和复发较诊断更有临床价值，治疗有效时CA125降低，复发时又升高。

(3)抗子宫内膜抗体：此抗体有内异症的标志抗体，其靶抗原是内膜腺体细胞中一种孕激素依赖性糖蛋白，特异性90%～100%，患者血中检测出该抗体，表明体内有异位内膜刺激及免疫内环境改变。但检测方法较繁琐，敏感性不高。

(4)腹腔镜检查：是目前诊断内异症的最佳方法，在腹腔镜下见到大体病理所述典型病灶或对可疑病变进行活组织检查即可确诊。

(三)生活调理

月经期减少剧烈运动,经期严禁性生活。经期应避免不必要的妇科检查,如因病情需要行双合诊检查,动作应轻柔,勿重力挤压子宫。反复、频繁的人工流产手术,尤其是手术操作不规范或术后感染,将增加子宫内膜异位症的发生机会。

(四)饮食调养

1. 基本原则

(1)调节饮食,宜多食养血调经理气的食品。

(2)经期前后忌食生冷寒凉之物,以免寒凝而使血瘀加重;经血量多或有内热者,应忌食辛辣香燥之品及发物。

2. 药膳食疗方

(1)粳米 30 克,山楂 15 克,麦芽 30 克,黄芪、党参各 15 克,白术 12 克,山药 15 克,天花粉、知母各 12 克,莪术 10 克,生鸡内金 15 克。上述中药水煎取汁,与粳米共煮成粥食用,每日 1 次。

(2)血竭 10 克,乳香 10 克,鲫鱼 250 克。鲫鱼剖开,去肠杂,血竭、乳香入鱼腹内,加水炖熟。吃鱼肉喝汤,每日 1 次。

(3)粳米 60 克,薤白 10 克。将粳米、薤白淘洗干净,加水煮成粥。每日 1 剂,经前开始,连服 7 日。

(4)桃仁 15 克,粳米 50 克,红糖适量。先将桃仁捣烂,加水浸泡后研汁;粳米淘洗干净,加水和桃仁汁煮成粥。调入红糖服食,早晚各1次。

(五)预防

凡进入宫腔内的检查或手术,均应注意操作的规范化,避免宫腔内容物溢入腹腔或手术野,以免引起子宫内膜的异位种植。经前禁止进行输卵管通畅试验,宫颈和阴道的手术,如激光、微波,均应在经后3～7日施行,以免月经来潮时子宫内膜在手术创面上种植。人工流产负压吸宫术的吸管应缓慢移出宫腔,以免宫腔内容物逆流入盆腔。

(六)治疗

1. 西医治疗 应根据患者年龄、症状、病变部位与范围以及对于生育的要求,选择适当的治疗方法。一般而言,有生育要求的轻度患者,以药物治疗为主;中度或重度而需保留生育能力者,可选择保守性手术加药物治疗;年轻而无生育要求的重度患者,可行保留卵巢功能的半根治手术治疗;症状与病变严重且无生育要求,年龄较大者,可考虑根治性手术。

(1)对症治疗:可针对痛经给予镇痛药,一般可选择前列腺素合成酶抑制药,如布洛芬、萘普生、吲哚美辛等。有生育要求者,可进行腹腔镜检查,解除盆腔粘连,促使其尽快受孕。

(2)药物治疗

①高效孕激素周期疗法。用于痛经较明显而病变轻微、未婚或暂无生育要求者。用药物抑制排卵,以缓解症状,防

止病情继续发展。可选用炔诺酮(妇康片)、甲地孕酮(妇宁片)、甲羟孕酮,月经周期第6～25日,每日4～8毫克,连用3～6个周期。

②假绝经疗法。用于病变轻至中度,痛经较重或不孕者。主要通过抑制下丘脑-垂体轴而抑制卵巢功能,使子宫内膜萎缩,病灶缩小或消失,症状缓解。

★达那唑每次200毫克,每日2～4次,从月经周期第一日起,持续3～18个月,一般为6个月。

★孕三烯酮每次2.5毫克,每周2次,从月经周期第一日起,持续6～9个月。

★促性腺激素释放激素激动药,目前临床上应用的多为亮丙瑞林缓释剂或戈舍瑞林缓释剂。月经第一日皮下注射亮丙瑞林3.75毫克或戈舍瑞林3.6毫克,以后每隔28日再注射1次,共3～6次。

③假孕疗法。避孕药为低剂量高效孕激素和炔雌醇的复合片,是最早用于治疗内异症的激素药物。长期连续服用避孕药9个月造成类似妊娠的人工闭经,称假孕疗法。

(3)手术治疗

①适应证。药物治疗后症状不缓解,局部病变加剧或生育功能仍未恢复者。卵巢子宫内膜异位囊肿直径＞5厘米,特别是迫切需要生育者。

②手术方式。有保留生育功能手术、保留卵巢功能手术和根治性手术。

★保留生育功能手术。切除或破坏异位内膜病灶,但保留子宫、双侧或一侧卵巢,至少保留部分卵巢组织。适用于年轻有生育要求的患者,特别是采用药物治疗无效者。该术式术后复发率约为40%。

★保留卵巢功能手术。将盆腔内病灶及子宫予以切除，至少保留一侧卵巢或部分卵巢以维持患者的卵巢功能。适用于年龄在45岁以下且无生育要求的重症患者。该术式术后复发率约5%。

★根治性手术。将子宫、双附件及盆腔内所有异位子宫内膜灶予以切除或清除。适用于45岁以上的重症患者。术后不用雌激素补充治疗者，几乎不复发。

(4)腹腔镜手术治疗：腹腔镜可作为诊断工具，亦可作为治疗手段。对于小而表浅的病灶可用双极或单极电热凝或气化；对大病灶可进行分离，然后切除病灶；亦可对囊肿进行穿刺，吸出囊液，用电凝或激光破坏囊壁。

2. 中医治疗

(1)中医辨证施治：本病以胞宫胞脉血瘀为主要机制。由于病因不同，也有寒热之别，实证与虚证及夹杂症之分，应根据症候表现与体质，分辨寒热虚实，审因施治。并要结合月经周期的不同阶段、疼痛的性质与程度、经量的多少，在治疗上有所侧重。一般而言，经前宜行气活血，经期则以活血化瘀、行气止痛为主，经后需兼顾正气，在健脾补肾的基础上活血化瘀。

①气滞血瘀证

主症：经前、经期小腹胀痛，经行不畅，经色黯红，有血块，块下则痛减，伴乳房胀痛，肛门坠胀，舌黯或有瘀斑、瘀点，苔薄白，脉弦。

治则：行气散结，活血祛瘀。

方药：当归15克，赤芍15克，桃仁12克，红花6克，枳壳12克，延胡索15克，五灵脂15克，牡丹皮15克，乌药15克，香附10克，甘草6克。

用法：每日1剂，水煎服。

加减：胀甚于痛者，以气滞为主，加橘核15克；痛甚于胀者，以血瘀为主，加蒲黄15克，三七15克，土鳖虫15克；月经量多，有血块者，加益母草15克，炒蒲黄15克，三七末6克，或云南白药6克；腹中有癥块，加三棱15克，莪术15克，鳖甲15克，血竭10克。

②寒凝血瘀证

主症：经前、经期小腹冷痛，得温则舒，经行不畅，经色黯，有血块，块下则痛减，形寒肢冷，恶心呕吐，肛门重坠，大便溏薄，面色苍白，舌淡黯，苔白，脉沉紧或弦紧。

治则：温经散寒，活血祛瘀。

方药：小茴香6克，干姜6克，延胡索15克，没药10克，当归12克，赤芍15克，肉桂3克，蒲黄10克，五灵脂15克。

用法：每日1剂，水煎服。

加减：阳虚内寒者，小腹喜揉喜按，神疲气短，加人参15克，制附子15克，淫羊藿15克；体质壮实而寒湿内盛者，腹痛拒按，肢冷汗出，加川椒15克，制川乌6克，苍术10克；胃寒者，加吴茱萸15克，法半夏15克，砂仁15克。此外，可口服田七痛经胶囊，每次3～6粒，每日3次。

③瘀热蕴结证

主症：经前、经期小腹灼热疼痛拒按，经期或经前后发热，经色深红，有血块，口苦口渴，烦躁，尿黄，便秘，舌红或黯红，或有瘀点、瘀斑，苔黄，脉弦数。

治则:清热理冲,活血祛瘀。

方药:生地黄 15 克,当归 10 克,桃仁 10 克,红花 6 克,枳壳 15 克,赤芍 15 克,柴胡 10 克,甘草 6 克,桔梗 15 克,牛膝 15 克。

用法:每日 1 剂,水煎服。

加减:热象较明显,面红身热,带下黄稠者,加败酱草 15 克,蒲公英 15 克,紫花地丁 15 克;虚热内盛,午后潮热者,加青蒿 15 克,地骨皮 15 克,牡丹皮 15 克;郁怒烦躁者,加栀子 15 克,黄芩 15 克,黄柏 15 克,知母 15 克;腹痛甚者,加延胡索 15 克,香附 15 克,蒲黄 15 克,五灵脂 15 克。

④气虚血瘀证

主症:经期或经后小腹隐痛,喜按喜温,经色淡黯,或有血块,神疲乏力,口淡纳差,肛门重坠,大便不实,面色无华,舌淡黯,有齿印,苔白,脉细缓或细弦。

治则:补气行气,活血祛瘀。

方药:黄芪 15 克,党参 15 克,白术 12 克,山药 15 克,天花粉 12 克,知母 12 克,京三棱 10 克,莪术 10 克,生鸡内金 15 克。

用法:每日 1 剂,水煎服。

加减:腹痛甚者,加香附 10 克,乌药 10 克,小茴香 6 克;食少恶心者,加山楂 15 克,麦芽 30 克,陈皮 9 克,砂仁 6 克;月经过多者,加牡蛎 30 克,艾叶 15 克,鹿角霜 15 克。

⑤肾虚血瘀证

主症:经期或经后小腹隐痛,喜按喜温,腰膝酸软,头晕耳鸣,月经先后不定期,经色淡黯,或有血块,或量少淋漓,神疲不寐,性欲淡漠,难于受孕,肛门重坠,大便溏薄,面色晦暗，或面额黯斑，舌淡黯，或有瘀斑，苔白，脉沉细或细涩。

治则：补肾调冲，活血祛瘀。

方药：熟地黄15克，山茱萸15克，山药15克，枸杞子15克，当归15克，杜仲15克，菟丝子15克，茯苓15克，桃仁10克，红花10克，赤芍15克。

用法：每日1剂，水煎服。

加减：腹痛甚者，加延胡索15克，香附15克，土鳖虫15克，血竭6克；腹痛明显者，加续断15克，狗脊15克；腰腹冷痛，形寒肢冷者，加桂枝15克，熟附子15克，鹿角霜25克。

(2)验方

①土茯苓60克，郁金30克，蜂蜜30毫升。将土茯苓、郁金洗净，晒干或烘干，切成片，同放入沙锅，加水浸泡片刻后，浓煎30分钟，用洁净纱布过滤，收取滤汁放入容器，待温后调入蜂蜜，拌匀即成。上下午分服。

②核桃仁150克，山楂50克，白糖200克。将核桃仁洗净，用水略泡，磨成浆状；山楂洗净，水煎煮3次，合并煎液过滤，浓煎1000毫升。在山楂液中对入白糖及核桃浆，继续煮沸，出锅晾温。可分次代茶饮，可经常饮用。

③棉花子100克，红糖适量。将棉花子炒黄，去壳，加红糖研细末。每次9克，每日2次，用黄酒冲服，可长期服用。

(3)中药保留灌肠：可采用活血祛瘀的中药复方：如丹参15克，三棱15克，莪术15克，紫草根15克，白花蛇舌草15克。共水煎，每次100毫升保留灌肠，每日1次。

(4)穴位贴敷：可用麝香痛经膏，贴于下腹部或三阴交穴，经前和经期使用。

(5)针灸

①体针。取穴关元、中极、合谷、三阴交。气滞血瘀者，经前用泻法；寒凝较甚者，用温针或艾灸；气虚或肾虚血瘀者，平补平泻法。

②耳针。取穴子宫、内分泌、交感、神门、卵巢、过敏点、肾。每次选2～4个穴位，中强度刺激，留针20分钟，每日1次。疼痛较甚者，可用埋针法，埋针期间患者可自行按压穴位以增强刺激。

③艾灸。取穴关元、曲骨、三阴交穴。用艾条温和灸，月经前1～2日或月经来潮时施灸，每日1～2次，每次每穴灸15～20分钟。

第八章 妊娠滋养细胞疾病防治

一、葡萄胎

葡萄胎因妊娠后胎盘绒毛滋养细胞增生、间质水肿，而形成大小不一的水泡，水泡间借蒂相连成串，形如葡萄得名，也称水泡状胎块。葡萄胎分为完全性葡萄胎和部分性葡萄胎两类。大多数为完全性葡萄胎，具有局部侵犯或远处转移的潜在危险。研究证实，葡萄胎排空宫腔后发生侵犯子宫或转移率分别为15%及4%，其中具有高危因素病例较低危病例的发生几率约高10倍。凡有显著滋养细胞增生的临床征象可视为高危因素：β-促绒毛膜性腺激素＞100 000单位/升；子宫明显大于相应妊娠月份，黄索化囊肿直径＞6厘米。此外，年龄40岁以上者有1/3以上发生葡萄胎后滋养细胞肿瘤。葡萄胎组织学分级用以判断预后的价值有限，仅能作为临床参考。葡萄胎清理宫腔后β-促绒毛膜性腺激素的消退规律对预测预后极重要，β-促绒毛膜性腺激素正常回归曲线稳定下降，平均在清宫后8周降至不可测出水平，最长不超过14周。葡萄胎完全排空后3个月，促绒毛膜性腺激素仍持续阳性，未降至正常范围，称为持续性葡萄胎。其中少数患者经过一定时期可自行转为正常，但多数在不久后即可见浓度上升或出现肺或阴道转移，则可确定已发生恶变。部分性和完全性葡萄胎的最大区别是这两种病变的恶性倾向，部分性葡萄胎仅约4%发展为持续性葡萄胎，一般不发生转移。

(一)病因

葡萄胎发生的确切原因尚不完全清楚。与地域及种族有关，亚洲和拉丁美洲国家发生率高。细胞异常可导致葡萄胎，营养状况及社会经济因素是可能的高危因素。年龄是另一高危因素，可发生生育期的任何年龄妊娠，年龄在40岁以上、20岁以下的发病率高。前次妊娠有葡萄胎史也是高危因素。

(二)诊断要点

1. 临床表现

(1)完全性葡萄胎：典型临床表现为停经后阴道出血，子宫异常增大、变软，腹痛，妊娠剧吐，卵巢黄素化囊肿，甲状腺功能亢进征象。

(2)部分性葡萄胎：可有完全性葡萄胎的大多数症状，但程度较轻。子宫体积与停经月份多数相符或小于停经月份，一般无腹痛，妊娠呕吐也较轻，常无妊娠期高血压疾病征象，一般不伴卵巢黄素化囊肿。

凡有停经后不规则阴道出血、腹痛、妊娠呕吐严重且出现时间较早，体格检查时有子宫体积大于停经月份、变软，子宫孕5个月大小时尚不能触及胎体，不能听到胎心，无胎动，应怀疑葡萄胎。较早出现妊娠期高血压疾病征象，尤其在孕

28周前出现子痫前期、双侧卵巢囊肿及出现甲亢征象，均支持诊断，如在阴道排出物中见到葡萄样水泡组织，诊断基本成立。

2. 辅助检查

(1)绒毛膜促性腺激素异常升高。

(2)B超示宫腔内充满不匀质密集或短条状回声，呈“落雪状”，若水泡较大而形成大小不等的回声区，则呈“蜂窝状”。

(三)饮食调养

1. 基本原则

(1)宜补充高蛋白、高能量、高维生素饮食。

(2)禁忌食用刺激性食物。

2. 药膳食疗方

(1)薏苡仁30克，菱角60克。浓煎内服，每日1剂，30日为1个疗程。

(2)鸡蛋3枚，胡桃枝45克。鸡蛋煮熟，去壳，与胡桃枝加水同煎4小时，分3次连汤同服。

(3)蘑菇9克，薏苡仁、食盐、味精各适量。薏苡仁煮成粥，将蘑菇切片，放粥内烫熟，加食盐、味精调味，温热服食。

(4)高粱根15克，薏苡仁30克，红糖1匙。高粱根加水煎取汁，入薏苡仁煮粥，粥成加红糖，常食。

(四)治疗

1. 西医治疗

(1)清除宫腔内容物：葡萄胎确诊后应及时清除宫腔内

容物。由于葡萄胎子宫大而软，甚易发生子宫穿孔，一般采用吸刮术较安全，且能迅速排空宫腔，即使子宫增大至妊娠6个月左右大小，仍可使用负压吸引。注意在输液、配血准备下，充分扩张子宫颈管，选用大号吸管吸引，待子宫缩小后轻柔刮宫，刮出物选取宫腔内及近种植部位组织分别送病理检查。术时使用缩宫素静脉滴注加强宫缩可减少失血及子宫穿孔，但需在宫口扩大后给药，以防滋养细胞压入宫壁血窦，促使发生肺栓塞或转移。子宫大于妊娠12周者，一般吸刮2次，1周后行第二次刮宫，每次刮出物均需送病理检查。

(2)子宫切除术：年龄超过40岁者葡萄胎恶变率较年轻妇女高4～6倍，可直接切除子宫，保留附件；若子宫超过孕14周大小，应考虑先吸出葡萄胎组织再切除子宫。然而，单纯切除子宫只能去除病变侵入局部的危险，不能防止转移的发生。

(3)黄素化囊肿的处理：因囊肿可自行消退，一般不需处理，即使并发扭转，在B型超声或腹腔镜下穿刺吸液后多可自然复位。若扭转时间较长，血运恢复不良，则剖腹行患侧附件切除术。

(4)预防性化学治疗：完全性葡萄胎的恶变率我国为14.5%，高危病例宜行预防性化学治疗：年龄在40岁以上；葡萄胎排出前绒毛膜促性腺激素值异常升高＞100 000单位/升；葡萄胎清除后，绒毛膜促性腺激素下降曲线不呈进行性下降，而是降至一定水平后即持续不降，或始终处于高值；子宫明显大于停经月份；黄素化囊肿直径＞6厘米；第二次刮宫仍有滋养细胞高度增生；无条件随访者。一般选用氟尿嘧啶或放线菌素D单药化学治疗1疗程。部分性葡萄胎一般不进行预防性化学治疗，除非排空宫腔后绒毛膜促性腺激素持续升高者。

(5)随访：定期随访可早期发现持续性或转移性滋养细胞肿瘤。葡萄胎清除后每周一次做绒毛膜促性腺激素定量测定，直到降低至正常水平。开始 3 个月内仍每周复查一次，此后 3 个月每半月一次，然后每月一次持续半年，第二年起改为每半年一次，共随访 2 年。随访内容除每次必须监测外，应注意有无异常阴道出血、咳嗽、咯血及其他转移灶症状，并做妇科检查，盆腔 B 型超声及 X 线胸片检查也应重复进行。葡萄胎处理后应避孕 1～2 年，最好用阴茎套；不宜使用宫内节育器，因可混淆子宫出血原因；含有雌激素的避孕药可能促进滋养细胞生长，以不用为妥。

2. 中医治疗

(1)中医辨证论治

①血瘀胞宫

主症：妊娠后阴道出血淋漓不断，或突然下血量多，夹有水泡状胎块，小腹疼痛，块状物下痛减，或腹部可及包块，舌紫暗或瘀斑，瘀点，脉细涩。

治则：活血祛瘀，佐以清热解毒。

方药：当归 30 克，肉桂 6 克，车前子 10 克，红花 10 克，桃仁 10 克。川牛膝 10 克，益母草 30 克，土茯苓 30 克，半枝莲 15 克，紫草 30 克，白花蛇舌草 20 克。

用法：每日 1 剂，水煎服。

加减：阴道出血量多，伴心悸、气短、乏力者，酌加黄芪 20 克，人参 10 克，三七粉 3 克，以益气固脱，祛瘀止血。

②瘀毒蕴结

主症:妊娠后阴道出血淋漓不断,或突然出血量多,下腹部疼痛拒按,或发热,或腹部可扪及包块,恶心呕吐,口干舌燥,胸闷不适,食少纳呆,大便秘结,小便短赤,舌质暗红,苔黄,脉弦数或弦涩。

治则:清热解毒,活血祛瘀。

方药:野菊花 20 克,蒲公英 20 克,马齿苋 20 克,莪术 10 克,三棱 10 克,牡丹皮 10 克,紫草 20 克,半枝莲 15 克,大黄 10 克,山慈姑 15 克,七叶一枝花 1 克。

用法:每日 1 剂,水煎服。

加减:阴道出血不止,自觉心悸,气短,神疲乏力等,可酌加黄芪 20 克,人参 10 克,茜草炭 15 克,仙鹤草 30 克,三七粉 3 克,以益气固脱,凉血祛瘀,止血;下腹部疼痛明显者,加制乳香 10 克、制没药 10 克,以祛瘀定痛,白芍 30 克,炙甘草 6 克,以缓急止痛;恶心呕吐重者,可酌加竹茹 15 克,清半夏 15 克,枇杷叶 10 克,以清热除秽,和胃降逆止呕。

③邪毒蕴肺

主症:咳嗽,咯血,或痰中带血,胸闷作痛,或发热,舌暗红,苔黄,脉数。

治则:清热解毒,凉血散结。

方药:金银花 15 克,连翘 15 克,鱼腥草 15 克,薏苡仁 30 克,瓜蒌仁 15 克,川贝母 10 克,沙参 15 克,生地黄 15 克,麦冬 15 克,牡丹皮 10 克,桃仁 10 克,山慈姑 20 克,白茅根 20 克,生甘草 6 克。

用法:每日 1 剂,水煎服。

加减:若瘀毒不去,病缠日久,损伤正气或阴道出血不止，以致气血大亏，症见心悸怔忡，疲乏无力，纳少便溏，面色萎黄无华，爪甲不荣，形体消瘦，舌淡苔白，脉细弱。治宜益气养血，扶正祛邪。人参10克，黄芪30克，当归12克，熟地黄15克，白芍15克，阿胶10克，制何首乌15克，半枝莲15克，白花蛇舌草20克。

(2)中成药

①天花粉针剂：功效清热解毒，散结抗癌。适用于侵蚀性葡萄胎及绒癌。针剂，静脉给药，每次100毫克，溶于500毫升生理盐水中，隔日或数日1次，静脉滴注，速度不得超过每分钟40滴，4～5小时滴完，滴注期间要密切观察血压变化及全身反应。

②穿心莲注射液：功效清热解毒，抗癌。适用于侵蚀性葡萄胎及绒癌。每次5毫升，肌内注射，每日2次。

(3)验方

①紫草30克，水煎服，每日1次。

②预知子、白花蛇舌草、山稔根各60克，每日1剂，水煎服。适用于绒癌及侵蚀性葡萄胎。

③壁虎40条，蜈蚣粉10克。壁虎研粉，加蜈蚣粉混匀。每日服2～3次，10日服完。忌海味、咸、酸、辣、酒、冷等食品。适用于绒癌肺转移者。

二、侵蚀性葡萄胎

(一)病因

侵蚀性葡萄胎来自于良性葡萄胎，多数在葡萄胎清除后

6个月内发生。侵蚀性葡萄胎的绒毛可侵入子宫肌层或血管或两者皆有，起初为局部蔓延，水泡样组织侵入子宫肌层深部，有时完全穿透子宫壁，并扩展进入阔韧带或腹腔，50%病例随血运转移至远处，主要部位是肺和阴道。预后较好。

（二）诊断要点

1. 临床表现

(1)原发灶表现：最主要症状是阴道不规则出血，多数在葡萄胎清除后几个月开始出现，量多少不定。妇科检查子宫复旧延迟，葡萄胎排空后4～6周子宫未恢复正常大小，黄素化囊肿持续存在。若肿瘤组织穿破子宫，则表现为腹痛及腹腔内出血症状，有时触及宫旁转移性肿块。

(2)转移灶表现：症状、体征视转移部位而异。最常见部位是肺，其次是阴道，脑转移少见。在肺转移早期，胸片显示肺野外带单个或多个半透明小圆形阴影为其特点，晚期病例所见与绒癌相似。阴道转移灶表现为紫蓝色结节，溃破后大量出血。脑转移典型病例出现头痛、呕吐、抽搐、偏瘫及昏迷，一旦发生，致死率高。

2. 辅助检查

(1)绒毛膜促性腺激素连续测定：葡萄胎清除后8周以上绒毛膜促性腺激素仍持续高水平，或绒毛膜促性腺激素曾一度降至正常水平又迅速升高，临床已排除葡萄胎残留、黄素化囊肿或再次妊娠，可诊断为侵蚀性葡萄胎。

(2)超声检查：B型超声为非侵入性检查，可以早期发现葡萄胎组织侵入子宫肌层程度，协助诊断子宫内滋养细胞肿瘤病灶。宫壁显示局灶性强光点或光团与暗区相间的蜂窝样病灶，应考虑为侵蚀性葡萄胎或绒癌。

(3)组织学诊断：单凭刮宫标本不能作为侵蚀性葡萄胎的诊断依据，但在侵入子宫肌层或子宫外转移的切片中，见到绒毛结构或绒毛退变痕迹，即可诊断为侵蚀性葡萄胎。若原发灶与转移灶诊断不一致，只要任一标本中有绒毛结构，即应诊断为侵蚀性葡萄胎。

(三)饮食调节

1. 基本原则

(1)宜食清淡、容易消化、营养丰富的食物。

(2)禁忌煎煮、辛辣食物。

2. 药膳食疗方

(1)淮山药 15 克，山茱萸 9 克，女贞子 15 克，龟版 30 克，槐树菌 10 克，猪瘦肉 60 克。淮山药、山茱萸、女贞子、龟版、槐树菌加水同煎汤去渣，加瘦肉煮熟。每日 1 剂，常食。

(2)薏苡仁 30 克，菱角 15 克，大枣 10 枚，黄鱼鳔 5 克，同煮粥。每日 1 剂，常食。

(3)鲤鱼鳞甲、温米酒各适量。鲤鱼鳞甲文火熬成鱼鳞胶，每次 30 克，用温米酒对入开水冲服。每日 1 次，连服 15～20 次。

(四)预防

对葡萄胎、流产、异位妊娠和足月分娩后的妇女进行随访。如出现不规则阴道出血、子宫增大者，应及时做相关检查以明确诊断。葡萄胎随访期间必须严格避孕 1 年。首选避孕套，也可选择口服避孕药，一般不选用宫内节育器，以免穿孔或混淆子宫出血原因。本病化疗期间应注意对化疗药物毒性反应的观察和防治，加强营养，避免感染。

(五)治疗

1. 西医治疗 治疗原则以化疗为主，手术为辅，尤其是侵蚀性葡萄胎，化疗几乎已完全替代了手术，但手术治疗在控制出血、感染等并发症及切除残存或耐药病灶方面仍占重要地位。

(1)化学药物疗法：药物包括氟尿嘧啶、放线菌素 D、甲氨蝶呤及亚叶酸钙、环磷酰胺、长春新碱、依托泊苷、顺铂等。

①用药原则。Ⅰ期通常用单药治疗；Ⅱ期至Ⅲ期宜用联合化学药物治疗；Ⅳ期或耐药病例则用 EMA-CO 方案，完全缓解率高，毒副反应小。

②不良反应。以造血功能障碍为主，其次为消化道反应，肝功能损害也常见，严重者可致死，治疗过程中应注意防治。脱发常见，停药后可逐渐恢复。

③停药指征。化学治疗需持续到症状、体征消失。绒毛膜促性腺激素每周测定一次，连续 3 次在正常范围，再巩固 2～3 个疗程，随访 5 年无复发者为治愈。

(2)手术治疗：病变在子宫、化学治疗无效者可切除子宫，手术范围主张行次广泛子宫切除及卵巢动静脉高位结扎术，主要切除宫旁静脉丛。年轻未孕者尽可能不切除子宫，以保留生育功能；必须切除子宫时，仍应保留卵巢。

2. 中医治疗 详见“葡萄胎”

三、绒 癌

(一)病因

绒癌50%继发于葡萄胎之后,25%发生于流产后,22.5%发生于足月妊娠之后,2.5%发生于异位妊娠之后。早期就可通过血液转移至全身,破坏组织及器官,引起出血坏死。最常见的转移部位依次为肺(80%)、阴道(30%)、脑(10%)及肝(10%)。

(二)诊断要点

1. 临床表现 先行妊娠至绒癌发病的时间在3个月以内者占44%,1年以内者为67.2%,1年及1年以上者为32.8%。

(1)阴道出血:是最主要症状,由于子宫病灶侵蚀血管或阴道转移结节破溃引起。产后、流产后或葡萄胎清除后,出现阴道不规则出血,量多少不定。由于绒毛膜促性腺激素作用,可能引起闭经。有时子宫原发灶已消失而继发灶发展,则无阴道出血症状。

(2)腹痛:因癌组织侵及子宫壁或子宫腔积血引起下腹胀痛,也可因癌组织穿破子宫或脏器转移灶破裂而致急性腹痛。

(3)盆腔肿块:因子宫内病灶、宫旁转移性肿块或卵巢黄素化囊肿,妇科检查时可触及肿块。有时原发灶消失,子宫可不增大，黄素化囊肿也不如葡萄胎时明显。

(4)转移灶表现：症状、体征视转移部位而异。

①肺转移。癌侵及支气管，多有咳嗽、血痰或反复咯血；阻塞支气管，则形成肺不张；转移灶接近胸膜。可出现胸痛及血胸；急性肺栓塞表现为肺动脉高压及呼吸循环功能障碍。X线胸片的最初表现为肺纹理增粗，很快出现小结节状阴影，以后因病灶扩大呈棉球状，更大者为团块状。

②阴道转移。为宫旁静脉逆行性转移所致，转移灶多位于阴道下段前壁，呈紫红色结节突起。破溃后可引起大出血。

③脑转移。常继发于肺转移后，是绒癌致死的主要原因。瘤栓期因脑组织缺血出现一过性症状，如猝然跌倒、失明、失语等。脑瘤期发生头痛、呕吐、抽搐、偏瘫以至昏迷。病情逐渐加重，颅压不断升高，进入脑疝期易致死。

④肝转移。常同时有肺或阴道转移，是预后不良因素之一。往往出现黄疸、肝区疼痛及消化道症状，通过B型超声等影像学检查可及时诊断。

2. 辅助检查

(1)绒毛膜促性腺激素测定：是诊断绒癌的最重要手段。一般绒毛膜促性腺激素降至正常值在人工流产和自然流产后分别约需30日和19日，足月妊娠分娩后为12日，异位妊娠为8～9日。若超过上述时间，绒毛膜促性腺激素仍持续在高值并有上升，结合临床情况，绒癌诊断可以确定。若临床疑有脑转移，可做腰穿测定脑脊液绒毛膜促性腺激素。由于绒毛膜促性腺激素不能迅速通过血-脑屏障，因此当血清与脑脊液绒毛膜促性腺激素值比率在20∶1以下时。应考虑为中枢神经系统转移。

(2)B型超声:用以诊断滋养细胞肿瘤子宫内病灶外,彩色多普勒超声因可反映绒癌所致的低阻抗血流丰富信号,故能进一步提高子宫绒癌诊断的正确性。

(3)影像学检查:胸部X线作为肺转移的常规检查,CT用以诊断普通X线片难以发现的早期肺部病灶,MIR主要用于诊断脑转移。

(4)组织学诊断:送检标本中,若仅见大片分化不良的细胞、滋养细胞和合体滋养细胞及出血坏死,而未见绒毛结构,即可诊断为绒癌。

3. 临床分期 根据国际妇产科联盟(FIGO,2000年)分期,将绒癌分为4期。

Ⅰ期:病变局限于子宫。

Ⅱ期:病变扩散,但仍局限于生殖器官(附件、阴道、阔韧带)。

Ⅲ期:病变转移至肺,有或无生殖系统病变。

Ⅳ期:所有其他转移。

(三)饮食调节

1. 基本原则

(1)宜食清淡、容易消化、营养丰富的食物。

(2)禁忌煎炸、辛辣食物。

2. 药膳食疗方 详见“侵蚀性葡萄胎”。

(四)预防

对葡萄胎、流产、异位妊娠和足月分娩后的妇女进行随访。如出现不规则阴道流血,子宫增大者,应及时做相关检查以明确诊断。葡萄胎随访期间必须严格避孕 1 年。首选避孕套,也可选择口服避孕药,一般不选用宫内节育器,以免穿孔或混淆子宫出血原因。本病化疗期间应注意对化疗药物毒性反应的观察和防治,加强营养,避免感染。

(五)治疗

1. 西医治疗 原则以化疗为主,手术和放疗为辅。

(1)化疗:对滋养细胞肿瘤有效的化疗药物很多,常用的有甲氨蝶呤(MTX)、放线菌素 D(ACT-D)或国产放线菌素 D(KSM)、氟尿嘧啶(5-FU)、环磷酰胺(CTX)、长春新碱(VCR)、依托泊苷(VP-16)等。化疗方案有单一药物化疗和联合化疗。Ⅰ期通常选用单药化疗,Ⅱ期至Ⅳ期联合化疗,耐药患者则用强烈联合化疗(如 EMA-CO 方案)。

①单一药物化疗

★常用药物。目前常用的药物及用法,见表 3。

表 3 常用单一化疗药物及用法

药物	用法	疗程间隔
MTX	每日 0.4 毫克/千克体重,肌内注射,连续 5 日	2 周
KSM	每日 8～10 微克/千克体重,静脉滴注,连续 8～10 日	2 周
5-FU	每日 28～30 毫克/千克体重,静脉滴注,连续 8～10 日	2 周
VP-16	每日 200 毫克/千克体重,口服,连续 5 日	2 周

★疗效评判。在每个疗程结束后,应每周 1 次测定血 β-绒膜促性腺激素,结合妇科检查、B 超、胸部 X 线片、CT 等检查。在每个疗程化疗结束至 18 日内,血 β-绒膜促性腺激素下降至少 1 个对数(10 倍)称为有效。

★毒性反应防治。化疗主要的毒性反应为骨髓抑制，其次为消化道反应、肝功能损害、肾功能损害及脱发等。所以化疗前应先做血常规、尿常规，肝功能、肾功能等检查，了解骨髓及肝肾功能，用药期间严密观察。

★停药指征。一般认为，化疗应持续到症状体征消失，原发和转移灶消失，每周测定 1 次，连续 3 次正常，再巩固 2～3 个疗程方可停药。随访 5 年无复发者称为治愈。

②联合化疗。适用于滋养细胞肿瘤联合化疗的方案繁多，常用的见表 4。

表 4　联合化疗药物及用法

方案		用法	疗程间隔
5-FU＋KSM 方案			
5-FU		每日 26～28 毫克/千克体重，静脉滴注 8 日	3 周
KSM		每日 6 微克/千克体重，静脉滴注 8 日	
EMA-CO 方案			
第 1 日	VP-6	100 毫克/平方米体表面积，静脉滴注	
	ACT-D	0.5 毫克/平方米体表面积，静脉滴注	
	MTX	100 毫克/平方米体表面积，静脉滴注	
第 2 日	MTX	100 毫克/平方米体表面积，静脉滴注 12 小时	
	VP-16	100 毫克/平方米体表面积，静脉滴注	
	ACT-D	0.5 毫克，静脉注射	
	CF	15 毫克，肌内注射（从静脉注射 MTX 开始算起 24 小时给药，每 12 小时 1 次，共 2 次）	

续表

方 案		用 法	疗程间隔
第3日	CF	15毫克,肌内注射,每12小时1次,共2次	
第4～7日		休息(无化疗)	
第8日	VCR	1.0毫克/平方米体表面积,静脉注射	
	CTX	600毫克/平方米体表面积,静脉滴注	

注:5-FU为氟脲嘧啶,KSM为国产放线菌素D,VP-16为依托泊苷,ACF-D为进口放线菌素D,MTX为甲氨蝶呤,CF为四亚叶酸钙,VCR为长春新碱,CTX为环磷酰胺,EMA-CO方案为强烈化学治疗方案

(2)手术治疗:作为化学药物治疗的辅助治疗手段,现很少采用。

①子宫切除。对于大病灶、耐药病灶或病灶穿孔出血应在化学药物治疗的基础上给予手术切除。手术范围一般为全子宫;对有生育要求的年轻妇女,可行子宫病灶剜出术。

②肺切除术。对于多次化学药物治疗未能吸收的孤立的耐药病灶,可考虑做肺叶切除。

(3)放射线治疗:目前少用。

(4)耐药复发病例的治疗:滋养细胞肿瘤约20%高危转移患者可出现耐药或复发。可选择的二线方案有顺铂、长春新碱、博来霉素、依托泊苷、顺铂等。手术和放射线治疗是有效的辅助治疗手段,适当应用可提高治愈率。

2. 中医治疗 详见“葡萄胎”。